中医护理技术丛书

# 慢性胃炎

主 编◎黄砚萍

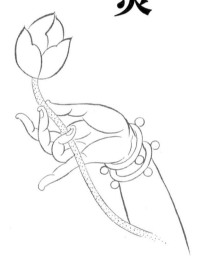

中国健康传媒集团
中国医药科技出版社

U0206253

# 内 容 提 要

本书围绕慢性胃炎中医护理操作，详细介绍了慢性胃炎的中医护理技术，如耳穴综合操作技术、砭石熨摩中药透入法、皮内针技术、拔罐技术、悬灸技术、穴位敷贴技术。本书还附有中医护理实践案例，理论与实践相结合，内容具有规范、丰富、实用性强等特点，有益于提升慢性胃炎中医护理标准化，适合各级医疗机构中医科护理人员参考阅读。

**图书在版编目（CIP）数据**

慢性胃炎 / 黄砚萍主编 . —北京：中国医药科技出版社，2023.10（中医护理技术丛书）

ISBN 978-7-5214-4126-0

Ⅰ . ①慢… Ⅱ . ①黄… Ⅲ . ①慢性病—胃炎—中医学—护理学 Ⅳ . ① R259.733

中国国家版本馆 CIP 数据核字（2023）第 168463 号

**美术编辑** 陈君杞

**版式设计** 也 在

出版 **中国健康传媒集团** | 中国医药科技出版社

地址 北京市海淀区文慧园北路甲 22 号

邮编 100082

电话 发行：010-62227427 邮购：010-62236938

网址 www.cmstp.com

规格 880×1230mm $^1/_{32}$

印张 3 $^3/_4$

字数 88 千字

版次 2023 年 10 月第 1 版

印次 2023 年 10 月第 1 次印刷

印刷 北京市密东印刷有限公司

经销 全国各地新华书店

书号 ISBN 978-7-5214-4126-0

定价 **32.00 元**

获取新书信息、投稿、为图书纠错，请扫码联系我们。

# 前　言

　　《中国防治慢性病中长期规划（2017~2025 年）》提出"每个人是自己健康的第一责任人"的健康理念，倡导构建自我为主、人际互动、社会支持、政府指导的健康管理模式，促进群众自觉形成健康的行为和生活方式，在科学指导下开展自我健康管理，人人参与、人人尽力、人人享有，形成卫生与健康治理新格局。

　　慢性胃炎是消化系统最常见的慢性疾病，如果不能得到及时的诊断和干预，其自然病程将呈"非萎缩性胃炎（浅表性胃炎）—萎缩性胃炎—肠上皮化生—异型增生—胃癌"的规律不断进展，其癌变风险也逐渐升高。我国是胃癌高发国，其中半数以上为肠型胃癌，而慢性萎缩性胃炎是重要的胃癌前疾病，异型增生是真正的癌前病变。从慢性胃炎发展到胃癌是个缓慢而漫长的过程，正确地认识疾病进展的规律，针对不同环节采取相应的干预措施，就可以有效地减少甚至预防胃癌的发生。为了实现这一目标，仅凭学者的研究和医生的治疗是远远不够的，充分发挥广大患者的积极能动性，提高自我管理的意识和技能十分重要。

　　本书主要围绕慢性胃炎中医护理操作，整合中医学和西医学知识，深入浅出，通俗易懂。希望能对广大慢性胃炎患者了解疾病知识，提高自我管理意识和技能有所帮助，同时为社区和医院开展慢性胃炎的慢病管理工作提供借鉴。

由于时间仓促，加之我们自身水平所限，疏漏或不足之处在所难免，敬请各位读者不吝赐教！

编者

2023 年 9 月

# 目录

1

第三章 | **中医护理实践案例**

# 第一章
# 慢性胃炎

慢性胃炎是由多种原因引起的胃黏膜的慢性炎性反应，是消化系统常见病之一。慢性胃炎出现不等程度的消化不良症状，且反复发作，严重影响患者的生活质量。本病分为慢性非萎缩性胃炎和慢性萎缩性胃炎，其中慢性萎缩性胃炎伴肠上皮化生、上皮内瘤变者发生胃癌的危险度增加，因此本病越来越被引起重视。

# 一、历史沿革

慢性胃炎以胃痛为主症者，诊为"胃脘痛"；以胃脘部胀满为主症者，诊为"痞满"。胃痛或胃脘部胀满症状不明显者，可根据主要症状诊为"反酸""嘈杂"等。胃痛的记载首见于《黄帝内经》。如《灵枢·经脉》篇："脾，足太阴之脉，……入腹，属脾络胃。……是动则病，舌本强，食则呕，胃脘痛，腹胀，善噫。"痞满在《黄帝内经》中称为痞、满、痞塞、痞膈。《素问·至真要大论》："太阳之复，厥气上行，……心胃生寒，胸膈不利，心痛痞满"，指胸膈满闷、心下痞塞之症状。以上均符合慢性胃炎的临床特点。

# 二、病因病机

## 1. 致病因素

中医学认为，胃在生理上以降为顺，表现为"胃满则肠虚，肠满则胃虚，更虚更满"的生理特点，在病理上因滞而病，诸种原因如饮食失节、情志失调、外感六淫或体质虚弱，致使机体气血不和、寒热失调、湿瘀等病理产物积聚，导致脾胃气机逆乱，升降失和而发生胃胀、胃痛等与慢性胃炎相关的症状。

## 2. 病位

慢性胃炎病位在胃，与肝、脾两脏密切相关，可涉及胆、肾。

## 3. 病机

慢性胃炎的病机可分为本虚和标实两个方面。本虚主要表现为脾气虚和胃阴虚，标实主要表现为气滞、湿热和血瘀，而脾胃气机升降失常是发病的最直接原因。虚实夹杂是本病的基本特点，其病理特征可归纳为虚、滞、湿、火、瘀；病因方面与湿热、气滞、瘀血紧扣。血瘀是久病的重要病机，在胃黏膜萎缩发生发展乃至恶变的过程中起着重要作用。

# 三、诊断与鉴别诊断

## 1. 中医诊断

中医诊断主要依赖于症状诊断，主要症状为不同程度和性质的胃脘部疼痛或胃脘部胀满。次要症状可兼有嗳气、吐酸、纳呆、胁胀、腹胀等。

## 2. 西医诊断

（1）临床表现　部分慢性胃炎患者可无明显临床症状，有症状者主要表现为非特异性消化不良，如上腹部不适、饱胀、疼痛、食欲不振、嗳气、反酸等，部分还可有健忘、焦虑、抑郁等精神心理症状。上述症状可由饮食不当、情绪激动或抑郁、劳累过度和气候变化而诱发。消化不良症状的有无及其严重程度与慢性胃炎的组织学所见和内镜分级无明显相关性。

（2）内镜及病理诊断　慢性胃炎的确诊主要依赖于内镜与病理检查，尤以后者的价值更大。对慢性胃炎的诊断应尽可能地明确病因，特殊类型胃炎的内镜诊断必须结合病因和病理。

**内镜诊断**

------------------------------

① 非萎缩性胃炎：内镜下可见红斑（点状、条状、片状）、黏膜粗糙不平、出血点或出血斑、黏膜水肿或渗出。

② 萎缩性胃炎：内镜下可见黏膜红白相间，以白为主，黏膜皱襞变平甚至消失，黏膜血管显露，黏膜呈颗粒状或结节样。

如伴有胆汁反流、糜烂、黏膜内出血等，描述为萎缩性胃炎或非萎缩性胃炎伴胆汁反流、糜烂、黏膜内出血等。

**病理诊断**

------------------------------

根据需要取活检组织，内镜医师应向病理科提供取材的部位、内镜检查结果和简要病史。病理医师应报告每一块活检标本的组织学变化，对幽门螺杆菌感染、慢性炎症、活动性炎症、萎缩、肠上皮化生和异型增生应予以分级。

慢性胃炎活检显示有固有腺体的萎缩，即可诊断为萎缩性胃炎，不必考虑活检标本的萎缩块数与程度。

临床医师可结合内镜所见和病理结果，做出病变范围与程度的判断。

### 3. 鉴别诊断

慢性胃炎其症状没有特异性，需与功能性消化不良、消化性溃疡、胃癌等相鉴别。

#### 功能性消化不良

功能性消化不良是指存在一种或多种起源于胃十二指肠区域的消化不良症状，并且缺乏能解释这些症状的任何器质性、系统性或代谢性疾病。目前该病可分为两种类型，餐后不适综合征及上腹痛综合征。功能性消化不良的诊断要点：①包括下列症状的 1 项或多项：餐后饱胀不适、早饱感、上腹痛及上腹部烧灼感；②无可以解释上述症状的结构性疾病的证据（包括胃镜检查）。同时要求诊断前症状出现至少 6 个月，近 3 个月符合以上诊断标准。

#### 消化性溃疡

消化性溃疡是泛指胃肠道黏膜在某种情况下被胃酸 / 胃蛋白酶消化而造成的溃疡，可发生于食管、胃、十二指肠，也可发生于胃—空肠吻合口附近或含有胃黏膜的 Meckel 憩室内。该病的临床表现不一，部分患者可无症状，或以出血、穿孔等并发症为首发症状。

上腹部疼痛是该病主要的临床表现，典型的消化性溃疡可表现周期性和节律性的上腹部疼痛，或被进食或服用抗酸药物缓解。胃镜检查及病理活检是确诊该病的主要方法。X 线检查如见到龛影等也提示该病。

## 胃癌

胃癌是发生于胃黏膜上皮的恶性肿瘤。约半数的早期胃癌患者可无任何症状和体征，有症状者也无特异性。进展期胃癌最早出现的症状为上腹痛，可伴有早饱、纳差及消瘦等。胃癌的诊断主要依赖于 X 线钡餐检查及内镜检查加活检，尤其是内镜检查及活检的价值更大。

## 其他疾病

其他可引起类似于慢性胃炎的疾病常见的有冠心病、慢性胰腺炎、急慢性胆囊炎等，可根据病史、心电图、B超等做出诊断。尤其是冠心病、心绞痛或心肌梗死有时会引起类似胃痛的症状，临床治疗前一定要注意鉴别。

# 四、证候分型

## 1．肝胃气滞证

胃脘胀满或胀痛；胁肋部胀满不适或疼痛。症状因情绪因素诱发或加重；伴有嗳气频作。舌淡红，苔薄白，脉弦。

## 2．肝胃郁热证

胃脘灼痛；两胁胀闷或疼痛；或伴有心烦易怒，反酸，口干口苦，大便干燥。舌质红，苔黄，脉弦或弦数。

### 3．脾胃湿热证

脘腹痞满或疼痛；身体困重；大便黏滞或溏滞。多伴有食少纳呆、口苦、口臭、精神困倦等。舌质红，苔黄腻，脉滑或数。

### 4．脾胃气虚证

胃脘胀满或胃痛隐隐，餐后加重；疲倦乏力。多伴有纳呆，四肢不温，大便溏薄。舌淡或有齿痕，苔薄白，脉虚弱。

### 5．脾胃虚寒证

胃痛隐隐，绵绵不休；喜温喜按。多伴有劳累或受凉后发作或加重，泛吐清水，精神疲倦，四肢倦怠，大便溏薄或伴不消化食物。舌淡胖，边有齿痕，苔白滑，脉沉弱。

### 6．胃阴不足证

胃脘灼热疼痛，胃中嘈杂多伴有似饥而不欲食，口干舌燥，大便干结。舌红少津或有裂纹，苔少或无，脉细或数。

### 7．胃络瘀阻证

胃脘痞满或痛有定处，多伴有胃痛日久不愈，痛如针刺，舌质暗红或有瘀点、瘀斑，脉弦涩。

## 五、临床表现

慢性胃炎可有症状，也可无症状。有症状的主要是以上腹部疼痛，进食后上腹部胀满和早饱等为多见，主要临床表现如下所述。

（1）上腹部疼痛或胀满。

（2）早饱，嗳气，食欲减退，反酸，烧心，严重者伴有恶心、呕吐。

（3）可伴有焦虑、抑郁等精神心理症状。

## 六、实验室及辅助检查

（1）幽门螺杆菌是引起慢性胃炎的最重要原因，建议常规检测。

（2）维生素 $B_{12}$、自身抗体等在诊断萎缩性胃炎时建议检测。

（3）血清胃泌素 G17、胃蛋白酶Ⅰ和Ⅱ可能有助于判断有无胃黏膜萎缩和萎缩部位。

## 七、治疗

### 1．治疗目标

慢性胃炎中医药治疗以改善患者症状，提高患者生活质量为主，同时关注胃黏膜糜烂、萎缩、肠上皮化生、上皮内瘤变（异型增生）等病变。

### 2．治疗原则

中医药对慢性胃炎的主要干预手段有药物治疗、针灸疗法等，临床可根据具体情况选择合适的治疗方式，并配合饮食调节、心理疏导等方法综合调治。治疗过程中，应当审证求因，辨证施治；对于病程较长、萎缩、肠上皮化生者，在辨证准确的基础上，可守方治疗。

### 3. 辨证论治

（1）肝胃气滞证

**治法**：疏肝理气和胃。方药：柴胡疏肝散。

**参考处方**：柴胡、陈皮、枳壳、芍药、香附、川芎、甘草。

**加减**：胃脘疼痛者可加川楝子、延胡索；嗳气明显者，可加沉香、旋覆花。

（2）肝胃郁热证

**治法**：清肝和胃。方药：化肝煎合左金丸。

**参考处方**：青皮、陈皮、白芍、牡丹皮、栀子、泽泻、浙贝母、黄连、吴茱萸。

**加减**：反酸明显者可加乌贼骨、瓦楞子；胸闷胁胀者，可加柴胡、郁金。

（3）脾胃湿热证

**治法**：清热化湿。方药：黄连温胆汤。

**参考处方**：半夏、陈皮、茯苓、枳实、竹茹、黄连、大枣、甘草。

**加减**：腹胀者可加厚朴、槟榔；嗳腐吞酸者可加莱菔子、神曲、山楂。

（4）脾胃气虚证

**治法**：益气健脾。方药：香砂六君子汤。

**参考处方**：木香、砂仁、陈皮、半夏、党参、白术、茯苓、甘草。

**加减：** 痞满者可加佛手、香橼；气短、汗出者可加炙黄芪；四肢不温者可加桂枝、当归。

（5）脾胃虚寒证

**治法：** 温中健脾。方药：黄芪建中汤合理中汤。

**参考处方：** 黄芪、芍药、桂枝、生姜、大枣、饴糖、党参、白术、干姜、甘草。

**加减：** 便溏者可加炮姜炭、炒薏苡仁；畏寒明显者可加炮附子。

（6）胃阴不足证

**治法：** 养阴益胃。方药：一贯煎。

**参考处方：** 北沙参、麦冬、地黄、当归、枸杞子、川楝子。

**加减：** 胃痛明显者加芍药、甘草；便秘不畅者可加瓜蒌、火麻仁。

（7）胃络瘀阻证

**治法：** 活血化瘀。方药：失笑散合丹参饮。

**参考处方：** 五灵脂、蒲黄、丹参、檀香、砂仁。

**加减：** 疼痛明显者加延胡索、郁金；气短、乏力者可加黄芪、党参。

## 4. 辨病论治

辨病论治、专病专方是慢性胃炎中医临床实践的重要组成部分。抓住慢性胃炎虚实夹杂的基本病机，确定基本方后随证加减。

在幽门螺杆菌阳性的慢性胃炎患者中，如果有明显的临床症状，或伴萎缩、糜烂、肠上皮化生、上皮内瘤变等，或有胃

癌家族史者，首先应采用西药标准疗法根除幽门螺杆菌。看辨
证属脾胃湿热证的患者也可配合使用具有清热化湿功效的方剂
（如黄连温胆汤、半夏泻心汤）提高疗效。

慢性胃炎伴胃黏膜充血、糜烂时，可加用中药三七粉、白
及粉、珍珠粉治疗（随汤药冲服或用温水调成糊状口服，空腹
时服用），但建议在辨证的基础上使用。伴黏膜内出血者，可在
处方中加入化瘀止血之品，如三七粉、白及粉。对慢性胃炎伴
癌前病变者的治疗，非脾胃虚寒者可在复方中加入白花蛇舌草、
半枝莲，或配合使用活血化瘀类中药丹参、三七、莪术等。

### 5. 针灸治疗

针灸治疗对慢性胃炎的症状改善有作用。如用温针配合艾灸，
可有效地缓解慢性胃炎脾胃虚寒证患者的症状，提高生活质量。

## 八、辨证施护

### 1. 辨证要点

临床证候是辨证要点的体现，辨证要点从各个不同的侧面
反映了证候特征。鉴于病机、症状的复杂性，临床常表现为多
个证候的兼夹，辨证时应当依次辨别以下辨证要点及其相互转
化关系。

（1）虚实　虚是以正气不足为矛盾主要方面的病理反应，
表现为机体的精、气、血、津液亏少和功能衰弱，脏腑经络的
功能低下，抗病能力减退，如脾胃虚弱、胃阴不足包含虚的因
素。实是指邪气亢盛，以邪气盛为矛盾主要方面的病理反应，

可见各种亢盛有余的证候，肝胃郁热、脾胃湿热、胃络瘀阻包含实的因素。虚与实之间可以相互转化。各种实性病证如迁延不愈，导致脏腑功能下降，转变为虚证，而各种虚性病证机体功能不足，易在原有病证的基础上产生湿邪、瘀血等病理产物，临床上出现虚实夹杂证候。

（2）寒热　寒热是体现机体整体功能的另一要素。如脾胃虚弱包含寒的要素，肝胃郁热、脾胃湿热、胃阴不足包含热的要素。寒与热之间可以相互影响。肝胃郁热、脾胃湿热证等失治误治，迁延日久，可转变为脾胃虚寒证，而脾胃虚弱证迁延不愈，气机不畅，郁而化热可表现为寒热错杂的证候。

（3）气血　胃为多气多血之腑，胃病多因气机阻滞、血络失和所致。气血之间往往相互影响，气滞可以导致血瘀，而血瘀内阻，有形之邪阻滞气机，又可造成气滞。病在气分多表现为肝气犯胃，病在血分多表现为胃络瘀阻。

（4）通降　胃的通降异常主要表现为胃气不降和胃气上逆两个方面。胃气不降主要表现为胃气阻滞不通，如胃脘痞满、便秘等；胃气上逆表现为嗳气、泛酸、恶心、呕吐等症状。肝胃不和是肝气郁结，横逆犯胃所造成的胃气阻滞、不降反逆的表现。

（5）病理产物　脾胃功能下降，不能运化水谷精微，则化生水湿；迁延不愈，每每久病入络，或久痛入络，以致络脉损伤，从而造成湿、瘀等病理产物的积聚。而病理产物又可作为继发病因，损伤正气，阻滞气机。脾胃湿热，胃络瘀血分别包含湿邪、瘀血两种病理产物。

## 2. 辨证分型

（1）肝胃气滞证　胃脘胀满或胀痛，胁肋胀痛，症状因情绪因素诱发或加重，嗳气频作，胸闷不舒。舌苔薄白，脉弦。

（2）肝胃郁热证　胃脘饥嘈不适或灼痛，心烦易怒，嘈杂反酸，口干口苦，大便干燥。舌质红苔黄，脉弦或弦数。

（3）脾胃湿热证　脘腹痞满，食少纳呆，口干口苦，身重困倦，小便短黄，恶心欲呕。舌质红，苔黄腻，脉滑或数。

（4）脾胃气虚证　胃脘胀满或胃痛隐隐，餐后明显，饮食不慎后易加重或发作，纳呆，疲倦乏力，少气懒言，四肢不温，大便溏薄。舌淡或有齿印，苔薄白，脉沉弱。

（5）脾胃虚寒证　胃痛隐隐，绵绵不休，喜温喜按，劳累或受凉后发作或加重，泛吐清水，神疲纳呆，四肢倦怠，手足不温，大便溏薄。舌淡苔白，脉虚弱。

（6）胃阴不足证　胃脘灼热疼痛，胃中嘈杂，似饥而不欲食，口干舌燥，大便干结。舌红少津或有裂纹，苔少或无，脉细或数。

（7）胃络瘀阻证　胃脘痞满或痛有定处，胃痛拒按，黑便，面黄暗滞。舌质暗红或有瘀点、瘀斑，脉弦涩。

### 3. 护理措施

临床上各症状要与证候相结合。

（1）胃脘疼痛

观察疼痛的部位、性质、程度、持续时间、诱发因素及伴随症状。出现疼痛加剧，伴呕吐、寒热，或出现厥脱先兆症状时应立即报告医师，采取应急处理措施。

急性发作时宜卧床休息，给予精神安慰；伴有呕吐或便血时立即报告医师，指导患者暂禁饮食，避免活动及精神紧张。

根据证型，指导患者进行饮食调护，忌食辛辣、肥甘、煎炸之品，戒烟酒。

调摄精神，指导患者采用有效的情志转移方法，如深呼吸、全身肌肉放松、听音乐等。

遵医嘱穴位贴敷，取穴：中脘、胃腧、足三里、梁丘等。

遵医嘱穴位按摩，取穴：中脘、天枢、气海等。

遵医嘱耳穴贴压（耳穴埋豆），根据病情需要，可选择脾、胃、交感、神门、肝胆、内分泌等穴位。

遵医嘱艾灸，取穴：中脘、气海、关元、足三里等。

遵医嘱药熨，脾胃虚寒者可用中药热奄包热熨胃脘部。

遵医嘱拔火罐，取穴：背腧穴。

遵医嘱TDP电磁波治疗，取穴：中脘、天枢、关元、中极等。

遵医嘱应用砭石熨摩中药透入法。

（2）胃脘胀满

观察胀满的部位、性质、程度、时间、诱发因素及伴随症状。

鼓励患者饭后适当运动，保持大便通畅。

根据食滞轻重控制饮食，避免进食过饱。

保持心情舒畅，避免郁怒、悲伤等情志刺激。

遵医嘱穴位贴敷，取穴：脾腧、胃腧、肾腧、天枢、神阙、中脘、关元等。

遵医嘱穴位注射，取穴：双侧足三里、合谷。

遵医嘱艾灸，取穴：神阙、中脘、下脘、建里、天枢等。

腹部按摩：顺时针按摩，每次15~20分钟，每日2~3次，遵医嘱应用砭石熨摩中药透入法。

（3）嗳气、反酸

观察嗳气、反酸的频率、程度、伴随症状及其与饮食的关系。

指导患者饭后不宜立即平卧，发作时宜取坐位，可饮用温开水；若空腹时出现，应立即进食以缓解不适。

忌生冷饮食，少食甜、酸之品，戒烟酒。

指导患者慎起居，适寒温，畅情志，避免恼怒、抑郁。

遵医嘱穴位注射，取穴：双侧足三里、内关。

遵医嘱穴位按摩，取穴：足三里、合谷、天突、中脘、内关等。

遵医嘱艾灸，取穴：肝俞、胃俞、足三里、中脘、神阙等。

遵医嘱低频脉冲电治疗，取穴：取中脘、内关、足三里、合谷、胃俞、膈俞等。

（4）纳呆

观察患者饮食状况、口腔气味、口中感觉、伴随症状及舌质舌苔的变化，保持口腔清洁。

定期测量体重，监测有关营养指标的变化，并做好记录。

指导患者少食多餐，宜进高热量、高优质蛋白、高维生素、易消化的饮食，忌肥甘厚味、煎炸之品。

遵医嘱穴位按摩，取穴：足三里、内关、丰隆、合谷、中脘、阳陵泉等。

遵医嘱耳穴贴压（耳穴埋豆），根据病情需要，可选择脾、胃、肝、小肠、心、交感等穴位。

（5）恶心

观察患者恶心的程度及其与饮食的关系。

嘱患者姜汁滴舌面。

遵医嘱穴位按摩，取穴：内关、合谷。

遵医嘱穴位注射，取穴：内关、合谷。

遵医嘱耳穴贴压，取穴：可选择脾、胃、交感、神门等穴位。

# 九、生活保健

## 1. 节制饮食

慢性胃炎患者要养成良好的饮食习惯，避免过食辛辣、热烫、油腻及含盐过多的食品，戒烟戒酒，避免进餐无定时、进食过快、暴饮暴食、喜食热烫食、烧烤等；饮食以质软、少渣、易消化、定时进食、少量、多餐为原则；宜细嚼、慢咽，减少对胃黏膜的刺激，宜增加营养，适当高蛋白、高维生素饮食；多进食水果、新鲜蔬菜对慢性胃炎患者可能有一定的益处，但对于脾胃虚弱证患者宜谨慎。避免服用对胃黏膜有刺激的药物。忌食辛辣、肥甘、过咸、过酸、生冷之品，戒烟酒、浓茶、咖啡。

（1）肝胃气滞证　进食疏肝理气的食物，如香橼、佛手、山楂、桃仁、山药、萝卜、生姜等。忌食壅阻气机的食物，如豆类、红薯、南瓜等。食疗方：金桔山药粟米粥等。

（2）肝胃郁热证　进食疏肝清热的食物，如栀子、杏仁、薏苡仁、莲子、菊花等。食疗方：菊花饮等。

（3）脾胃湿热证　进食清热除湿的食物，如荸荠、百合、马齿苋、赤小豆等。食疗方：赤豆粥等。

（4）脾胃气虚证　进食补中健胃的食物，如鸡蛋、瘦猪肉、羊肉、大枣、桂圆、白扁豆、山药、茯苓。食疗方：莲子山药粥等。

（5）脾胃虚寒证　进食温中健脾的食物，如猪肚、鱼肉、羊肉、鸡肉、桂圆、大枣、莲子、生姜等。食疗方：桂圆糯米粥等。

（6）胃阴不足证　进食健脾和胃的食物，如蛋类、莲子、山药、白扁豆、百合、大枣、薏苡仁、枸杞等。忌油炸食物、羊肉、狗肉、酒类等助火之品。食疗方：山药百合大枣粥、山药枸杞薏米粥等。

（7）胃络瘀阻证　进食活血祛瘀食物，如桃仁、山楂、大枣、赤小豆、生姜等。忌粗糙、坚硬、油炸、厚味之品，忌食生冷性寒之物。食疗方：大枣赤豆莲藕粥等。

### 2. 心理调摄

慢性胃炎患者应保持心情舒畅，避免不良情绪的刺激，必要时可向心理医师咨询；加强对慢性胃炎患者的心理疏导对缓解慢性胃炎的发病、减轻症状，提高生活质量有一定的帮助。

### 3. 生活调摄

慢性胃炎患者应当避免长期过度劳累；在冬春季节尤需注意生活调摄；宜经常锻炼，传统的中医保健功法如太极拳等对调整胃肠功能有一定的作用。

# 第二章
# 中医护理技术

# 第一节
# 耳穴综合操作技术

耳穴综合操作技术是通过耳廓诊断、耳穴按摩、耳廓刮痧、耳轮放血、耳穴贴压等技术相结合，达到疏通经络、调节脏腑气血功能，促进机体阴阳平衡的作用，以防治疾病、改善慢性胃炎症状的一种操作方法。

## 一、适用范围

1. 胃脘疼痛、胃脘胀满、嗳气反酸、纳呆的患者。
2. 胃脘痛引起的健忘、焦虑、抑郁等精神心理症状。
3. 食管炎、胸闷、梅核气、呼吸不畅、恶心、呕吐、胸部不适、胃炎、胃溃疡、胃痉挛、胃肠功能紊乱、呃逆、嗳气、反酸、消化不良、腹泻、便秘、腹胀等。

## 二、评估

1. 主要症状、既往史、过敏史及是否妊娠。
2. 对疼痛的耐受程度及合作程度。
3. 有无对胶布、药物等过敏情况。
4. 耳部的皮肤情况。

# 三、告知

**1** 耳穴综合操作技术的作用、简单的操作方法及局部感觉，取得患者合作。

**2** 耳穴贴压的局部感觉：热、麻、胀、痛，如有不适，及时通知护士。

**3** 每日自行按压3~5次，每次每穴1~2分钟。

**4** 耳穴贴压脱落后，应通知护士。

# 四、用物准备

治疗盘、耳贴、75%乙醇、棉签、探棒、止血钳或镊子、耳部砭石刮痧器、刮痧油、无菌头皮针、手套、放血包、弯盘、污物碗、耳穴模型、手消液（图2-1-1）。

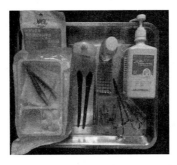

图2-1-1 耳穴综合操作技术用物准备

# 五、基本操作方法

1. 核对医嘱，评估患者，做好解释。

2. 备齐用物，携至床旁。

3. 关闭门窗，用隔帘或屏风遮挡。

4. 协助患者取合理、舒适体位，充分暴露耳部皮肤。

5. 耳廓消化道视诊

（1）耳廓望诊时的注意事项

1）望诊前不要擦洗耳廓，以免影响望诊的准确性。若遇有耳廓部位有不净之物，可用干棉球轻轻地顺着一个方向擦。

2）对耳廓上出现的色素沉着、白色结节、小脓疮、瘢痕等，先与对侧耳廓对照，是否在相应部位也有（双侧存在阳性反应有诊断意义）；再用探棒触压，有压痛者为阳性反应。

3）夜间或在光线不充足的地方望诊时，可用手电筒做透光望诊，即用手电筒照射耳廓背面。

4）注意运用五行学说及脏腑学说来理解和解释阳性反应。如在某脏、某腑区域内有阳性反应时，同时也可在与该脏、该腑有关的区域内同时出现阳性反应，这是因为脏腑之间存在表里关系。例如，心区出现阳性反应时，小肠穴区也同时出现阳性反应，因为心与小肠相表里。

（2）消化系统疾病耳廓阳性反应：当脏腑或躯体发生病变时，在耳廓的相应部位会出现各种阳性反应，归纳起来可分为变色、变形、产生丘疹、皮肤脱屑及血管充盈等现象。消化系统疾病耳廓阳性反应基本如下所述。

1）胃区的阳性反应

① 急性胃炎：阳性反应呈点状或片状的红晕，有光泽。

② 慢性胃炎：阳性反应呈点状的白色，边缘不清，或见该区的皮肤增厚。

③ 慢性胃炎急性发作：阳性反应呈片状、点状的白色，边缘红晕有光泽，或呈点状、片状的红晕或充血。

④ 胃下垂：在胃区的外缘，近对耳轮处，阳性反应呈片状的白色隆起，边缘不清楚。

⑤ 胃溃疡：阳性反应呈点状的白色，边缘不清，或在胃区呈白色或暗灰色，边缘有红晕，有光泽。

2）大小肠区的阳性反应

① 急性肠炎：阳性反应呈片状充血，或少数丘疹样红晕，有光泽并有脂溢渗出。

② 慢性肠炎：呈片状或丘疹样充血，或呈片状、丘疹样红晕，有较多的脂溢渗出。

③ 慢性肠炎急性发作：阳性反应呈丘疹样或点状样凹陷，脂溢渗出较少。

④ 便秘：阳性反应呈片状的白色，或呈糠皮样皮肤脱屑，无光泽。

⑤ 急性阑尾炎：阳性反应呈点状或丘疹样充血，或有少数水疱样的丘疹边缘红晕。

⑥ 慢性阑尾炎：阳性物呈点状凹陷或点状隆起，或见少数点状的白色，或少数点状暗灰色。

⑦ 慢性阑尾炎在急性发作：阳性物呈点状凹陷或点状隆起，或见少数点状的白色，或少数点状暗灰色，边缘可见红晕。阳性反应呈点状或丘疹样充血，或有少数水疱样的丘疹边缘

红晕。

3）脾区的阳性反应：脾大。阳性反应呈片状样暗红色，或见片状的白色，边缘红晕，或该区的皮肤增厚。

6.耳穴综合操作步骤

（1）耳廓视诊后耳部皮肤消毒：75%乙醇自上而下、由内到外、从前到后消毒耳部皮肤。

（2）耳穴按摩方法

1）耳轮快速按摩法：耳轮环快速（2圈/秒）从下向上按摩，主要按摩耳大神经、枕小神经、交感、外交感，活血通全身，具有增加皮肤代谢、促进微循环、增强机体免疫力等作用。同时也按摩了身心穴，有缓解焦虑的作用，按摩时间为3分钟。有效缓解疲乏等症状（图2-1-2）。

2）内分泌环快速按摩法：快速（2圈/秒）从内分泌穴开始向上，经过促性腺激素点、丘脑、脑干、甲状腺、胸腺、胰腺、前列腺、肾上腺与内分泌相交，这种按摩方法能调节人体激素分泌，增强抵抗力。按摩2分钟（图2-1-3）。

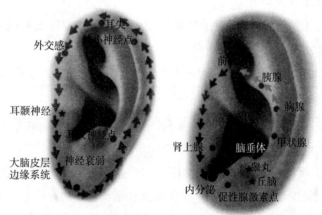

图 2-1-2　耳轮快速按摩法　图 2-1-3　内分泌环快速按摩法

（3）耳轮放血 放血手法：75% 乙醇进行皮肤消毒后。左手的大拇指和示指捏紧耳轮处皮肤，避开软骨；右手持无菌针具，快速进行皮肤的点刺。针刺深度不超过 0.5 毫米。

皮肤出血后边按摩放血部位，边用棉球擦拭出血部位。一般放血量为 10~30 滴（图 2-1-4）。

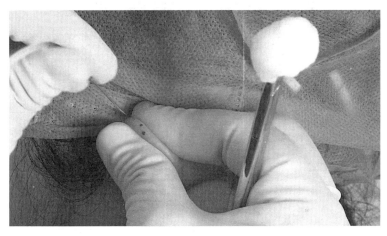

图 2-1-4 耳轮放血

（4）耳廓刮痧 耳部皮肤刮拭前，先用 75% 乙醇进行耳廓表面的消毒，用砭石刮痧器勺端底部在耳廓上涂抹少量润滑油。

1）腹胀区刮拭：一手用拇指、示指固定耳廓前后，充分暴露刮拭部位，另一手手持耳部刮痧器，头部圆头侧刮拭。刮拭过程中选用适宜的压力及强度，腹胀区着力刮拭。自胃、十二指肠、小肠、乙状结肠 / 阑尾、大肠的方向进行刮拭 10 次（图 2-1-5）。

2）消化道刮拭：一手用拇指、示指固定耳廓前后，充分暴露刮拭部位，另一手手持耳部刮痧器，尾端刮拭。自口、食管、贲门、胃、十二指肠、小肠、乙状结肠 / 阑尾、大肠的方向进行刮拭 10 次，刮拭过程中选用适宜的压力及强度，速度要慢，每个穴位上都要停留（图 2-1-6）。

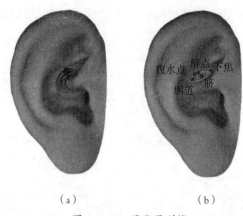

（a）　　　　　　　　（b）

图 2-1-5　腹胀区刮拭

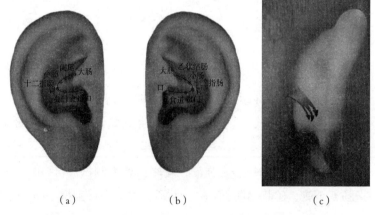

（a）　　　　　（b）　　　　　（c）

图 2-1-6　消化道刮拭

（5）耳穴贴压

1）定穴：操作者一手持耳轮后上方，另一手持探棒，由上而下，在选区内找敏感点，轻重适宜，与患者有沟通。

2）贴压：用止血钳或镊子夹住贴敷于选好耳穴的部位上，并给予适当按压（揉），使患者有热、麻、胀、痛感觉（图2-1-7）。

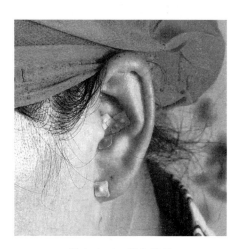

图 2-1-7  耳穴贴压

## 7. 观察

询问患者是否有疼痛等不适症状。

## 8. 整理

整理床单位合理安排体位，清理物品归还原处，洗手。

## 9. 告知

交代注意事项（防水，更换时间，按压方法及次数）。

## 10. 记录

按要求记录及签名。

## 六、禁忌证

1. 严重心脏病不能使用，更不能刺激过强。

2. 有习惯性流产者禁用。

3. 外耳患有病症，如溃疡、湿疹、冻疮破溃时不宜耳穴贴压，可先治疗外耳疾患，待耳廓皮肤病变治愈后再行贴压。

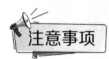
**注意事项**

1. 耳廓局部有炎症、冻疮或表面皮肤有破溃者、有习惯性流产史的孕妇不宜施行。

2. 耳穴贴压每次选择一侧耳穴，双侧耳穴轮流使用。夏季易出汗，留置时间1~3天，冬季留置3~7天。

3. 观察患者耳部皮肤情况，留置期间应防止胶布脱落或污染；对普通胶布过敏者改用脱敏胶布。

4. 患者侧卧位耳部感觉不适时，可适当调整。

# 附：耳穴综合操作技术流程图

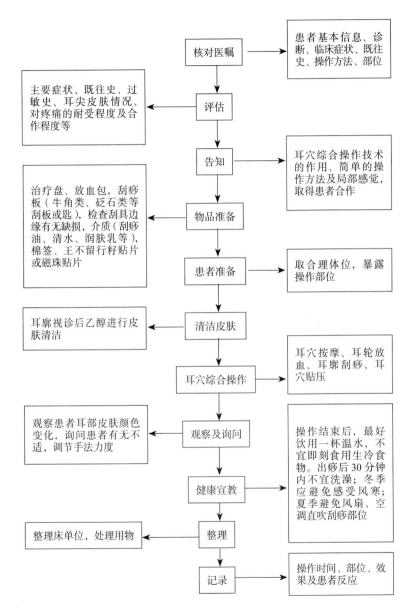

核对医嘱 → 患者基本信息、诊断、临床症状、既往史、操作方法、部位

主要症状、既往史、过敏史、耳尖皮肤情况、对疼痛的耐受程度及合作程度等 ← 评估

告知 → 耳穴综合操作技术的作用、简单的操作方法及局部感觉，取得患者合作

治疗盘、放血包，刮痧板（牛角类、砭石类等刮板或匙），检查刮具边缘有无缺损，介质（刮痧油、清水、润肤乳等），棉签、王不留行籽贴片或磁珠贴片 ← 物品准备

患者准备 → 取合理体位，暴露操作部位

耳廓视诊后乙醇进行皮肤清洁 ← 清洁皮肤

耳穴综合操作 → 耳穴按摩、耳轮放血、耳廓刮痧、耳穴贴压

观察患者耳部皮肤颜色变化，询问患者有无不适，调节手法力度 ← 观察及询问

健康宣教 → 操作结束后，最好饮用一杯温水，不宜即刻食用生冷食物。出痧后30分钟内不宜洗澡；冬季应避免感受风寒；夏季避免风扇、空调直吹刮痧部位

整理床单位，处理用物 ← 整理

记录 → 操作时间、部位、效果及患者反应

# 第二节
# 砭石熨摩中药透入法

砭石熨摩中药透入法是将中药膏剂涂于体表相应部位,利用砭石在操作部位上施以热、熨、摩等方法,以发挥砭石、热熨、膏摩等的综合治疗作用来防治及治疗疾病的一种方法。

## 一、适用范围

应用于慢性消化系统疾病,如胃痛、呕吐、腹胀、肠鸣、饮食不化、胃下垂、便秘、腹泻、月经不调、痛经、水肿。

## 二、评估

1. 主要症状、既往史、过敏史及是否妊娠。
2. 对温度的耐受程度及合作程度。
3. 腹部的皮肤情况。

## 三、告知

治疗过程如感觉疼痛不能耐受要及时告诉操作者。

## 四、用物准备

砭石充电预热、温阳健脾行气膏、透明薄膜、纸巾、消毒湿巾（图2-2-1）。

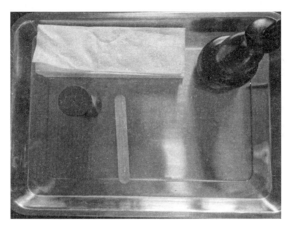

图 2-2-1 砭石熨摩中药透入法用物准备

## 五、基本操作方法

1. 核对医嘱，评估患者，做好解释。

2. 备齐用物，携至床旁。

3. 关闭门窗，用隔帘或屏风遮挡。

4. 协助患者取合理、舒适体位，充分暴露腹部皮肤，注意保护隐私及保暖。

5. 砭石熨摩中药透入法操作步骤见图2-2-2。

（1）将中药膏均匀涂抹于已预热的砭石太极球上。

31

（2）中药膏均匀涂于脐周，上至上脘，下至气海，左右至覆盖天枢穴。

（3）顺时针按摩神阙、中脘、建里、天枢、气海、关元等穴，每穴着力按摩，同时关注患者的感受。

（4）按摩15分钟后用保温膜贴于操作部位，避免弄脏衣物，使中药膏的作用继续通过皮肤透入。20分钟后用纸巾擦净。

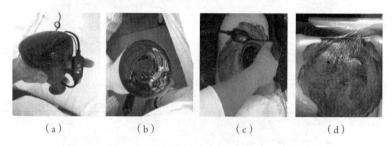

| （a） | （b） | （c） | （d） |

图2-2-2 砭石熨摩中药透入法操作步骤

## 六、禁忌证

1. 皮肤表面破溃。

2. 未经确诊的急性腹痛。

3. 孕期、妇女月经期禁摩。

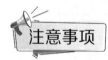

**注意事项**

1. 砭石预热至60℃，操作时温度在60~90℃之间，以患者自身感觉为准，操作中随时调整按摩力度和热度，防止烫伤。

2. 空腹、饱餐后禁摩。

3. 皮肤有感染或出血倾向者禁摩。

4. 操作中出现皮肤瘙痒、发红等应立即停止操作并通知医生。

# 附：砭石熨摩中药透入法操作流程

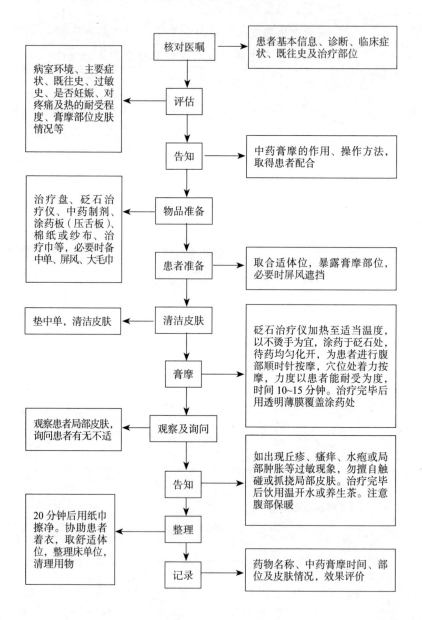

核对医嘱 → 患者基本信息、诊断、临床症状、既往史及治疗部位

病室环境、主要症状、既往史、过敏史、是否妊娠、对疼痛及热的耐受程度、膏摩部位皮肤情况等 ← 评估

告知 → 中药膏摩的作用、操作方法，取得患者配合

治疗盘、砭石治疗仪、中药制剂、涂药板（压舌板）、棉纸或纱布、治疗巾等，必要时备中单、屏风、大毛巾 ← 物品准备

患者准备 → 取合适体位，暴露膏摩部位，必要时屏风遮挡

垫中单，清洁皮肤 ← 清洁皮肤

膏摩 → 砭石治疗仪加热至适当温度，以不烫手为宜，涂药于砭石处，待药均匀化开，为患者进行腹部顺时针按摩，穴位处着力按摩，力度以患者能耐受为度，时间10~15分钟。治疗完毕后用透明薄膜覆盖涂药处

观察患者局部皮肤，询问患者有无不适 ← 观察及询问

告知 → 如出现丘疹、瘙痒、水疱或局部肿胀等过敏现象，勿擅自触碰或抓挠局部皮肤。治疗完毕后饮用温开水或养生茶。注意腹部保暖

20分钟后用纸巾擦净。协助患者着衣，取舒适体位，整理床单位，清理用物 ← 整理

记录 → 药物名称、中药膏摩时间、部位及皮肤情况，效果评价

# 第三节
# 皮内针技术

皮内针技术又称揿针技术，是以特制的小型针具固定于腧穴的皮内或皮下，进行较长时间埋藏，以达到治疗目的的一种方法，能通过对皮肤弱而长时间地刺激，调整经络脏腑功能，达到防治疾病的目的。

适用于一些急慢性疼痛性疾病的治疗及各种针灸疗法能缓解的病症。

## 二、评估

1. 当前患者的主要症状、临床表现及既往史，包括：患者现病史、诊断、既往史、过敏史（镍、铬等不锈钢成分过敏）、凝血情况。

2. 针刺取穴部位的局部皮肤情况。

3. 对疼痛的耐受程度。

4. 心理状况。

# 三、告知

**1** 埋针部位有疼痛感，埋针部位保持干燥，以免感染。

**2** 每日自行按压3~4次，加强刺激，增进疗效。埋针时间不超过24小时。

**3** 汗多、感觉疼痛或肢体活动受限、皮内针脱落时立即告知护士。

# 四、物品准备

治疗车、治疗盘、皮内针、棉签、75%乙醇、利器桶、污物桶（图2-3-1）。

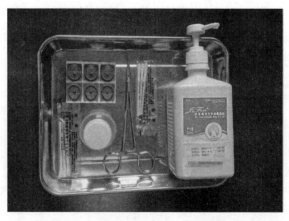

图2-3-1 皮内针技术用物准备

# 五、基本操作方法

1. 核对医嘱，备齐用物，携至床旁，做好解释。

2. 取合理体位，松解衣着，选定埋针部位，注意保暖。

3. 75% 乙醇消毒皮肤后，一手固定腧穴部皮肤，另一手持镊子夹持针尾直刺入腧穴皮内，使皮内针平整地留在皮肤上（埋针后请患者动一动身体，确认没有牵拉痛感），清点埋针数量（图 2-3-2）。

4. 埋针期间，嘱患者每日自行按压 3~4 次，加强刺激，增进疗效。

5. 留针时间不超过 24 小时。起针后，用干棉签擦拭或按压针孔，以防出血，局部常规消毒，清点起针数量，检查埋针处皮肤。

6. 操作完毕，安排舒适体位，整理床单位，清理用物，做好记录并签字。

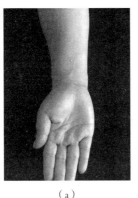 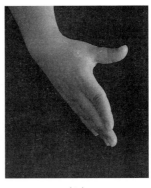

（a）　　　　　　　　　（b）

图 2-3-2　皮内针技术

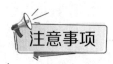

**注意事项**

1. 埋针期间注意病情观察，出汗多时，不宜留置时间过长，感觉疼痛或肢体活动受限，立即告知医师及护士，立即起针，埋针处保持干燥，以防感染。

2. 关节附近不宜埋针，避免活动时引起疼痛。

3. 埋针部位出现发红或发痒等异常反应时，请告知医师及护士，立即起针。

# 附：皮内针技术操作流程

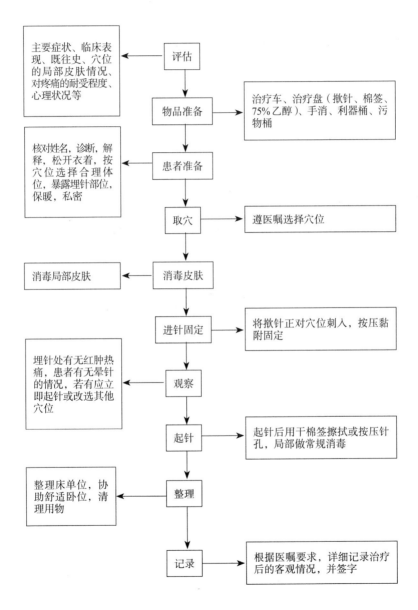

主要症状、临床表现、既往史、穴位的局部皮肤情况、对疼痛的耐受程度、心理状况等 ← 评估

物品准备 → 治疗车、治疗盘（揿针、棉签、75%乙醇）、手消、利器桶、污物桶

核对姓名，诊断，解释，松开衣着，按穴位选择合理体位，暴露埋针部位，保暖，私密 ← 患者准备

取穴 → 遵医嘱选择穴位

消毒局部皮肤 ← 消毒皮肤

进针固定 → 将揿针正对穴位刺入，按压黏附固定

埋针处有无红肿热痛，患者有无晕针的情况，若有应立即起针或改选其他穴位 ← 观察

起针 → 起针后用干棉签擦拭或按压针孔，局部做常规消毒

整理床单位，协助舒适卧位，清理用物 ← 整理

记录 → 根据医嘱要求，详细记录治疗后的客观情况，并签字

# 第四节
# 拔罐技术

拔罐技术是以罐为工具，利用燃烧、抽吸、蒸气等方法形成罐内负压，使罐吸附于腧穴或相应体表部位，使局部皮肤充血或瘀血，达到温通经络、祛风散寒、消肿止痛、吸毒排脓等防治疾病的中医外治技术，包括留罐法、闪罐法及走罐法。

## 一、适应范围

适用于头痛、腰背痛、颈肩痛、失眠等症状；疮疡、毒蛇咬伤的急救排毒等；胃神经痛、消化不良、胃酸过多症、急性及慢性肠炎等。

## 二、评估

1. 病室环境及温度。
2. 主要症状、既往史、凝血机制、是否妊娠或月经期。
3. 患者体质及对疼痛的耐受程度。
4. 拔罐部位的皮肤情况。
5. 对拔罐操作的接受程度。

# 三、告知

**1** 　拔罐的作用、操作方法，留罐时间为 10 ~ 15 分钟。应考虑个体差异，儿童酌情递减。

**2** 　由于罐内空气负压吸引的作用，局部皮肤会出现与罐口相当大小的紫红色瘀斑，此为正常表现，数日方可消除。治疗当中如果出现不适，及时通知护士。

**3** 　拔罐过程中如出现小水疱不必处理，可自行吸收，如水疱较大，需要做相应处理。

**4** 　拔罐后可饮一杯温开水，夏季拔罐部位忌风扇或空调直吹。

# 四、物品准备

　　治疗盘、罐数个（包括玻璃罐、陶罐、竹罐、抽气罐等）、润滑剂、止血钳、95% 乙醇棉球、打火机、广口瓶、清洁纱布或自备毛巾，必要时备屏风、毛毯（图 2-4-1）。

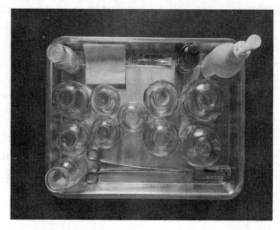

图 2-4-1　拔罐技术用物准备

# 五、基本操作方法（以玻璃罐为例）

1. 核对医嘱，根据拔罐部位选择火罐的大小及数量，检查罐口周围是否光滑，有无缺损裂痕。排空二便，做好解释。

2. 备齐用物，携至床旁。

3. 协助患者取合理、舒适体位。

4. 充分暴露拔罐部位，注意保护隐私及保暖。

5. 以玻璃罐为例：使用闪火法、投火法或贴棉法将罐体吸附在选定部位上。

6. 观察罐体吸附情况和皮肤颜色，询问有无不适感。

7. 起罐时，左手轻按罐具，向左倾斜，右手示指或拇指按住罐口右侧皮肤，使罐口与皮肤之间形成空隙，空气进入罐内，顺势将罐取下。不可硬行上提或旋转提拔。

8. 操作完毕，协助患者整理衣着，安置舒适体位，整理床单位。

9. 常用拔罐手法

（1）闪罐　以闪火法或抽气法使罐吸附于皮肤后，立即拔起，反复吸拔多次，以皮肤潮红、充血或瘀血为度。适用于感冒、皮肤麻木、面部病症、中风后遗症或虚弱病症。

（2）走罐　又称推罐，先在罐口或吸拔部位上涂一层润滑剂，将罐吸拔于皮肤上，再以手握住罐底，稍倾斜罐体，前后推拉，或做环形旋转运动，如此反复数次，至皮肤潮红、深红或起瘀点为止。适用于急性热病或深部组织气血瘀滞之疼痛、外感风寒、神经痛、风湿痹痛及较大范围疼痛等。

（3）留罐　又称坐罐，即火罐吸拔在应拔部位后留置10~15分钟。适用于临床大部分病症（图2-4-2）。

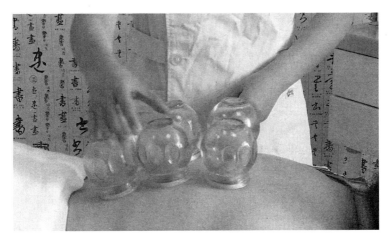

图2-4-2　拔罐技术

10. 其他拔罐方法

（1）煮罐法：一般使用竹罐，将竹罐倒置在沸水或药液中，煮沸1~2分钟，用镊子夹住罐底，提出后用毛巾吸去表面水分，趁热按在皮肤上半分钟左右，令其吸牢。

（2）抽气罐法：用抽气罐置于选定部位上，抽出空气，使其产生负压而吸于体表。

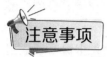

**注意事项**

1.凝血机制障碍、呼吸衰竭、重度心脏病、严重消瘦、孕妇的腹部、腰骶部及严重水肿等不宜拔罐。

2.拔罐时要选择适当体位和肌肉丰满的部位，骨骼凹凸不平及毛发较多的部位均不适宜。

3.面部、儿童、年老体弱者拔罐的吸附力不宜过大。

4.拔罐时要根据不同部位选择大小适宜的罐，检查罐口周围是否光滑，罐体有无裂痕。

5.拔罐和留罐中要注意观察患者的反应，患者如有不适感，应立即起罐；严重者可让患者平卧，保暖并饮热水或糖水，还可揉内关、合谷、太阳、足三里等穴。

6.起罐后，皮肤会出现与罐口相当大小的紫红色瘀斑，为正常表现，数日方可消除，如出现小水疱不必处理，可自行吸收，如水疱较大，消毒局部皮肤后，用注射器吸出液体，覆盖消毒敷料。

7.嘱患者保持体位相对固定；保证罐口光滑无破损；操作中防止点燃后乙醇下滴烫伤皮肤；点燃乙醇棉球后，切勿较长时间停留于罐口及罐内，以免将火罐烧热烫伤皮肤。拔罐过程中注意防火。

8.闪罐：操作手法纯熟，动作轻、快、准；至少选择 3 个口径相同的罐轮换使用，以免罐口烧热烫伤皮肤。

9.走罐：选用口径较大、罐壁较厚且光滑的玻璃罐；施术部位应面积宽大、肌肉丰厚，如胸背、腰部、腹部、大腿等。

10.留罐：儿童拔罐力量不宜过大，时间不宜过长；在肌肉薄弱处或吸拔力较强时，则留罐时间不宜过长。

# 附：拔罐技术操作流程图

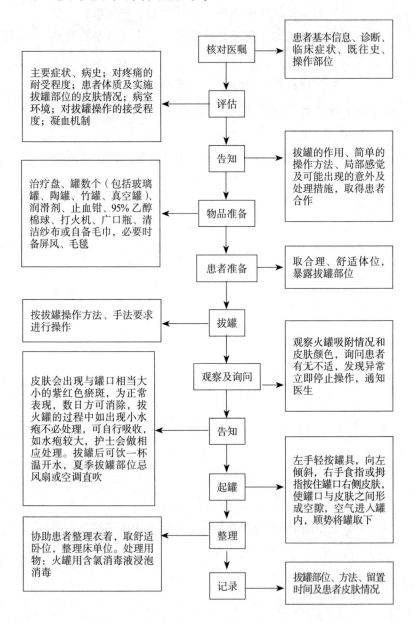

核对医嘱 → 患者基本信息、诊断、临床症状、既往史、操作部位

主要症状、病史；对疼痛的耐受程度；患者体质及实施拔罐部位的皮肤情况；病室环境；对拔罐操作的接受程度；凝血机制 ← 评估

告知 → 拔罐的作用、简单的操作方法、局部感觉及可能出现的意外及处理措施，取得患者合作

治疗盘、罐数个（包括玻璃罐、陶罐、竹罐、真空罐）、润滑剂、止血钳、95%乙醇棉球、打火机、广口瓶、清洁纱布或自备毛巾，必要时备屏风、毛毯 ← 物品准备

患者准备 → 取合理、舒适体位，暴露拔罐部位

按拔罐操作方法、手法要求进行操作 ← 拔罐

观察及询问 → 观察火罐吸附情况和皮肤颜色，询问患者有无不适，发现异常立即停止操作，通知医生

皮肤会出现与罐口相当大小的紫红色瘀斑，为正常表现，数日方可消除，拔火罐的过程中如出现小水疱不必处理，可自行吸收，如水疱较大，护士会做相应处理。拔罐后可饮一杯温开水，夏季拔罐部位忌风扇或空调直吹 ← 告知

起罐 → 左手轻按罐具，向左倾斜，右手食指或拇指按住罐口右侧皮肤，使罐口与皮肤之间形成空隙，空气进入罐内，顺势将罐取下

协助患者整理衣着，取舒适卧位，整理床单位。处理用物：火罐用含氯消毒液浸泡消毒 ← 整理

记录 → 拔罐部位、方法、留置时间及患者皮肤情况

# 第五节
# 悬灸技术

悬灸是采用点燃的艾条悬于选定的穴位或病痛部位之上，通过艾的温热和药力作用刺激穴位或病痛部位，达到温经散寒、扶阳固脱、消瘀散结、防治疾病的一种操作方法，属于艾灸技术范畴。

## 一、适用范围

适用于各种慢性虚寒型疾病及寒湿所致的疼痛，如胃脘痛、腰背酸痛、四肢凉痛、月经寒痛等；中气不足所致的急性腹痛、吐泻、四肢不温等症状。

## 二、评估

1. 病室环境及温度。
2. 主要症状、既往史及是否妊娠。
3. 有无出血病史或出血倾向、哮喘病史或艾绒过敏史。
4. 对热、气味的耐受程度。
5. 施灸部位皮肤情况。

# 三、告知

**1** 施灸过程中出现头昏、眼花、恶心、颜面苍白、心慌出汗等不适现象，及时告知护士。

**2** 个别患者在治疗过程中艾灸部位可能出现水疱。

**3** 灸后注意保暖，饮食宜清淡。

# 四、物品准备

艾条、治疗盘、打火机、弯盘、广口瓶、纱布，必要时备浴巾、屏风、计时器（图2-5-1）。

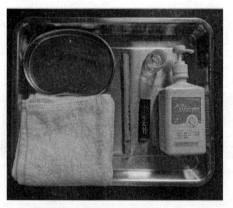

图 2-5-1 悬灸技术用物准备

# 五、基本操作方法

1. 核对医嘱，评估患者，做好解释。

2. 备齐用物，携用物至床旁。

3. 协助患者取合理、舒适体位。

4. 遵照医嘱确定施灸部位，充分暴露施灸部位，注意保护隐私及保暖。

5. 点燃艾条，进行施灸。

6. 常用施灸方法

（1）温和灸　将点燃的艾条对准施灸部位，距离皮肤约2~3cm，使患者局部有温热感为宜，每处灸10~15分钟，至皮肤出现红晕为度（图2-5-2）。

（2）雀啄灸　将点燃的艾条对准施灸部位上方2~3cm，一上一下进行施灸，如此反复，一般每穴灸10~15分钟，至皮肤出现红晕为度。

（3）回旋灸　将点燃的艾条悬于施灸部位上方约2cm处，反复旋转移动范围约3cm，每处灸10~15分钟，至皮肤出现红晕为度。

7. 及时将艾灰弹入弯盘，防止灼伤皮肤。

8. 施灸结束，立即将艾条插入广口瓶，熄灭艾火。

9. 施灸过程中询问患者有无不适，观察患者皮肤情况，如有艾灰，用纱布清洁，协助患者穿衣，取舒适卧位。

10. 酌情开窗通风，注意保暖，避免吹对流风。

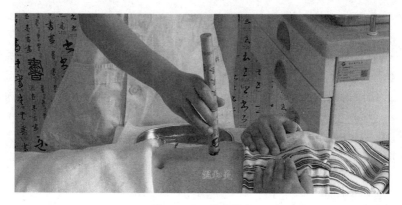

图 2-5-2　悬灸技术

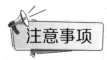注意事项

1.大血管处，孕妇腹部和腰骶部，皮肤感染、溃疡、瘢痕处，有出血倾向者不宜施灸。空腹或餐后一小时左右不宜施灸。

2.一般情况下，施灸顺序自上而下，先头身，后四肢。

3.施灸时防止艾灰脱落烧伤皮肤或衣物。

4.注意观察皮肤情况，对糖尿病、肢体麻木及感觉迟钝的患者，尤应注意防止烧伤。

5.如局部出现小水疱，无需处理，自行吸收；水疱较大，可用无菌注射器抽吸疱液，用无菌纱布覆盖。

# 附：悬灸技术操作流程图

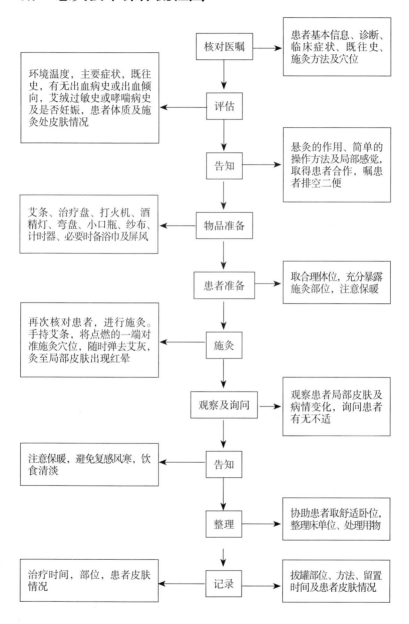

核对医嘱 → 患者基本信息、诊断、临床症状、既往史、施灸方法及穴位

环境温度，主要症状，既往史，有无出血病史或出血倾向，艾绒过敏史或哮喘病史及是否妊娠，患者体质及施灸处皮肤情况 → 评估

告知 → 悬灸的作用、简单的操作方法及局部感觉，取得患者合作，嘱患者排空二便

艾条、治疗盘、打火机、酒精灯、弯盘、小口瓶、纱布、计时器、必要时备浴巾及屏风 → 物品准备

患者准备 → 取合理体位，充分暴露施灸部位，注意保暖

再次核对患者，进行施灸。手持艾条，将点燃的一端对准施灸穴位，随时弹去艾灰，灸至局部皮肤出现红晕 → 施灸

观察及询问 → 观察患者局部皮肤及病情变化，询问患者有无不适

注意保暖，避免复感风寒，饮食清淡 → 告知

整理 → 协助患者取舒适卧位，整理床单位、处理用物

治疗时间，部位，患者皮肤情况 → 记录 → 拔罐部位、方法、留置时间及患者皮肤情况

# 第六节
# 穴位敷贴技术

穴位敷贴技术是将药物制成一定剂型，敷贴到人体穴位，通过刺激穴位，激发经气，达到通经活络、清热解毒、活血化瘀、消肿止痛、行气消痞、扶正强身作用的一种操作方法。

## 一、适用范围

适用于恶性肿瘤、各种疮疡及跌打损伤等疾病引起的疼痛；消化系统疾病引起的腹胀、腹泻、便秘；呼吸系统疾病引起的咳喘等症状。

## 二、评估

1. 病室环境，温度适宜。
2. 主要症状、既往史、药物及敷料过敏史，是否妊娠。
3. 敷药部位的皮肤情况。

## 三、告知

| | |
|---|---|
| **1** 出现皮肤微红为正常现象，若出现皮肤瘙痒、丘疹、水疱等，应立即告知护士。 | **2** 穴位敷贴时间为6~8小时。可根据病情、年龄、药物、季节调整时间，小儿酌减。 |
| **3** 若出现敷料松动或脱落，及时告知护士。 | **4** 局部贴药后可出现药物颜色、油渍等污染衣物。 |

## 四、物品准备

治疗盘，棉纸或薄胶纸，遵医嘱配制的药物，压舌板，无菌棉垫或纱布，胶布或绷带，0.9% 生理盐水棉球；必要时备屏风、毛毯（图 2-6-1）。

## 五、基本操作方法

1. 核对医嘱，评估患者，做好解释，注意保暖。

2. 备齐用物，携至床旁。根据敷药部位，协助患者取适宜体位，充分暴露患处，必要时屏风遮挡患者。

3. 更换敷料，以 0.9% 生理盐水或温水擦洗皮肤上的药渍，观察创面情况及敷药效果。

4. 根据敷药面积，取大小合适的棉纸或薄胶纸，用压舌板将所需药物均匀地涂抹于棉纸上或薄胶纸上，厚薄适中。

5. 将药物敷贴于穴位上，做好固定。为避免药物受热溢出污染衣物，可加敷料或棉垫覆盖。以胶布或绷带固定，松紧适宜（图 2-6-2）。

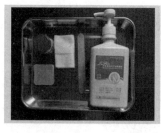

图 2-6-1　穴位贴敷用物准备　　　　图 2-6-2　穴位贴敷

6. 温度以患者耐受为宜。

7. 观察患者局部皮肤，询问有无不适感。

8. 操作完毕后擦净局部皮肤，协助患者着衣，安排舒适体位。

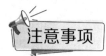

注意事项

1. 孕妇的脐部、腹部、腰骶部及某些敏感穴位，如合谷、三阴交等处都不宜敷贴，以免局部刺激引起流产。

2. 药物应均匀涂抹于棉纸中央，厚薄以 0.2~0.5cm

为宜，覆盖敷料大小适宜。

3. 敷贴部位应交替使用，不宜单个部位连续敷贴。

4. 除拔毒膏外，患处有红肿及溃烂时不宜敷贴药物，以免发生化脓性感染。

5. 对于残留在皮肤上的药物不宜采用肥皂或刺激性物品擦洗。

6. 使用敷药后，如出现红疹、瘙痒、水疱等过敏现象，应暂停使用，报告医师，配合处理。

# 穴位敷贴技术操作流程图

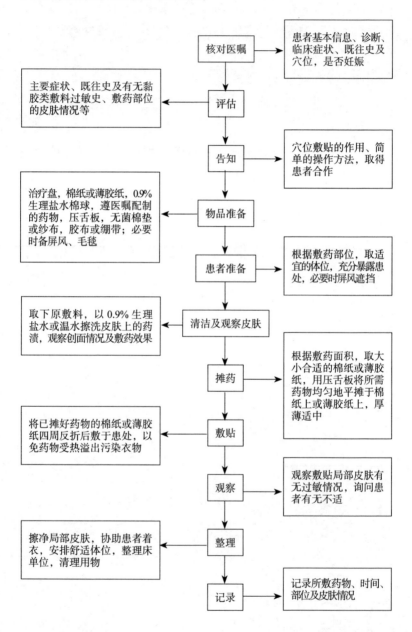

核对医嘱 → 患者基本信息、诊断、临床症状、既往史及穴位，是否妊娠

主要症状、既往史及有无黏胶类敷料过敏史、敷药部位的皮肤情况等 ← 评估

告知 → 穴位敷贴的作用、简单的操作方法，取得患者合作

治疗盘，棉纸或薄胶纸，0.9%生理盐水棉球，遵医嘱配制的药物，压舌板，无菌棉垫或纱布，胶布或绷带；必要时备屏风、毛毯 ← 物品准备

患者准备 → 根据敷药部位，取适宜的体位，充分暴露患处，必要时屏风遮挡

取下原敷料，以 0.9% 生理盐水或温水擦洗皮肤上的药渍，观察创面情况及敷药效果 ← 清洁及观察皮肤

摊药 → 根据敷药面积，取大小合适的棉纸或薄胶纸，用压舌板将所需药物均匀地平摊于棉纸上或薄胶纸上，厚薄适中

将已摊好药物的棉纸或薄胶纸四周反折后敷于患处，以免药物受热溢出污染衣物 ← 敷贴

观察 → 观察敷贴局部皮肤有无过敏情况，询问患者有无不适

擦净局部皮肤，协助患者着衣，安排舒适体位，整理床单位，清理用物 ← 整理

记录 → 记录所敷药物、时间、部位及皮肤情况

# 第三章
# 中医护理实践案例

# 一、耳穴综合操作技术对慢性胃炎合并呃逆的护理

本案例在中医基础理论的指导下，运用耳穴治疗方法，达到了迅速缓解患者痛苦的效果，减少了药物的使用，对患者的身体不产生任何不良反应，促进了中医技术在临床上的运用和推广。目前各数据库中关于通过耳穴治疗难治性呃逆的文献多为单一疗法或合并其他技术，缺乏系统地运用耳穴综合操作技术治疗难治性呃逆，该病例可以为此进行补充。

## 1. 临床资料

（1）患者信息

患者，男，62岁，1月23日以呃逆频作伴咳嗽咳痰1周为主诉入院。患者自述1周前和家人生气后，受凉出现呃逆频作伴咳嗽、咳灰白色痰，烧心、反酸，胃部疼痛隐隐，不伴恶心、呕吐，纳差，小便量少色黄，大便3日未行。在当地中医院行针灸、穴位贴敷、中药等治疗，症状未见减轻，仍有呃逆频作，严重影响患者饮食、睡眠及日常工作。为求进一步诊治，收入我科。患者诉19年前，无明显诱因出现胃脘部疼痛，患者诉曾于当地医院（具体不详）做胃镜被诊断为"慢性浅表性胃炎，幽门螺杆菌阳性"，经治疗（具体不详）后好转。门诊胸片显示：右下支气管炎。刻下症见：呃逆频作伴咳嗽咳灰白色痰，伴有烧心、反酸、胃胀、胃痛、恶心、呕吐、纳差、眠差，入院症见：频繁呃逆、24小时不间断，严重影响睡眠，神情疲惫。呃逆每因遇冷或情绪波动后加重，胃脘痛得温则减，喜按，时有反酸烧心，无腹胀，偶有胸闷、心慌，无胸痛，平素怕冷，易

汗出（动则汗出，寐易有汗），寐欠佳，不易入睡。既往：否认血制品输注史，预防接种史按计划进行。否认肝炎、结核、新冠感染等传染病史。天麻素过敏史，表现为静脉滴注后周身水肿。北京出生，无外地久居史，无血吸虫病疫接触史，无地方病或传染病流行区居住史，无毒物、粉尘及被射性物质接触史，生活较规律，无吸烟史，无饮酒史，无冶游史。否认家族遗传病史及类似疾病史。阑尾切除术后20余年。否认遗传病史。药物及食物过敏史不详。患者24日诉持续呃逆一周，予甲氧氯普胺片10mg 2片，症状未缓解；25日，予甲氧氯普胺片10mg 2片/次，3次/日，症状仍未缓解，为进一步缓解患者呃逆症状，遵医嘱为患者进行耳穴综合操作技术，即刻患者症状缓解，由24小时间断发作20余次转为一天发作3次，三天后患呃逆状况消失；于2月2日出院。

（2）体格检查

患者神清，精神可，发育正常，营养一般，形体适中，步入病房，查体合作。查体：T36.2℃，P74次/分，R18次/分，BP120/84mmHg；听诊心肺无异常，心率74次/分，全腹叩诊鼓音，膜软，无压痛、反跳痛及肌紧张，未及包块，肝脾肋下未触及，肝脾区叩痛（−），肾区无叩痛，脊柱四肢无畸形，双下肢无水肿，神经系统检查阴性。全身皮肤及浅表黏膜未见黄染及出血点，浅表淋巴结未触及肿大。面肿，双眼睑浮肿，耳鼻未见异常分泌物，口唇未见发绀，伸舌左偏，咽部未见充血，未见红肿。胸廓对称，双肺叩诊音清，听诊呼吸音粗，未闻及明显干湿性啰音。舌苔黄腻脉细数。

（3）诊断评估

1）中医诊断：呃逆（脾胃湿热证）。

2）西医诊断：①呃逆原因待查；②浅表性胃炎；③睡眠障碍。

3）中医鉴别诊断：胃痞当与胃痛、鼓胀相鉴别。胃痛与胃痞的病位皆在胃脘部，且胃痛常兼胀满，胃痞时有隐痛，胃痛以疼痛为主，胃痞以痞塞满闷为主，胃痛者胃脘部有压痛，胃痞者则无压痛。鼓胀与胃痞同为腹部病症，鼓胀有胁痛、黄疸、积聚等病史，胃痞可有胃痛、嘈杂、吞酸等胃病病史。根据患者症状表现当为胃痞。

4）西医鉴别诊断：慢性胃炎当与消化性溃疡、功能性消化不良等疾病鉴别。①慢性胃炎可有上腹胀、早饱、嗳气、恶心等症状，胃镜明确诊断。②消化性溃疡：部分慢性胃炎的症状与消化性溃疡类似，但消化性溃疡常具有规律性与周期性的特点，胃镜明确诊断。

## 2. 治疗干预

患者 24 日诉持续呃逆一周，予甲氧氯普胺片 10mg 2 片，症状未缓解；25 日，予甲氧氯普胺片 10mg 2 片/次，3 次/日。中药治疗以疏肝和胃、理气降逆为法，方用柴胡疏肝散加减，处方如下：北柴胡 9g、白芍 12g、枳壳 12g、川芎 12g、陈皮 12g、醋香附 10g、丹参 20g、干石斛 10g、甘草片 3g，水煎服，每日一剂。

（1）耳穴综合治疗技术包括耳穴诊断、耳穴按摩、耳穴刮痧以及耳穴贴压。

（2）耳穴视诊：经耳穴视诊发现患者双耳胃部反应区隆起，呈片状的红晕、有充血，右耳三角窝出现溃烂，经耳穴触诊发现患者双耳胃部反应区皮肤增厚。

（3）耳穴综合操作技术注意事项

①耳廓局部有炎症、冻疮或表面皮肤有破溃者、有习惯性流产史的孕妇不宜施行。②因人而异，辨证施护。针对患者主诉及耳诊结果，选择恰当的耳穴治疗方法。③耳尖放血时，严格无菌操作，放血量应根据患者的病情而定。④操作过程中，注意询问患者感受，明确阳性反应点。⑤耳穴刮痧时，不必一定出痧。⑥观察患者耳部皮肤情况，留置期间应防止胶布脱落或污染；对普通胶布过敏者改用脱敏胶布。⑦患者侧卧位耳部感觉不适时，可适当调整。

（4）耳穴综合操作技术：包括：耳穴按摩一步曲、耳廓刮痧二步曲、耳穴贴压三步曲。

1）耳穴按摩：患者取端坐位，护理人员为患者两侧耳朵用75% 乙醇擦拭全耳，起到消毒、活血的作用，按摩从下至上，从前至后，进行耳轮环（图3-1-1a）及软骨环（图3-1-1b）的按摩。耳轮环包括皮肤代谢环、微循环环、防卫免疫环和周围神经环；软骨环即内分泌环，其间分布人体各个内分泌腺，按摩其可达到调节人体激素水平的作用。按摩全耳3~5分钟，通过按摩耳穴达到疏通经络、调理脏腑、平衡阴阳的目的。

①第一条能量管道按摩：内分泌环：拇指或示指从内分泌－卵巢－丘脑－脑垂体－甲状腺－胸腺－胰腺－前列腺－肾上腺与内分泌穴相交。按摩这条能量管道，可加速丘脑－垂体－性腺－肾上腺轴的内分泌腺体功能。

②第二条能量管道按摩：耳轮环（皮肤代谢环、微循环环、防卫免疫环、周围神经环、运动环）。

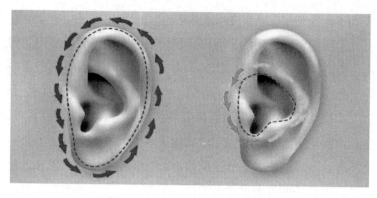

（a）　　　　　　　　（b）

图 3-1-1　耳穴按摩一部曲

2）耳穴刮痧：护理人员在耳廓穴位上涂抹刮痧油，左手托住耳廓，右手取砭石刮痧器以 45° 角，平面朝下，由下而上，由内而外顺序刮拭，用力适中均匀，直接在与疾病相对应和相关的穴位上刮拭 25 下左右。取穴：胃、贲门、口、食管、十二指肠、小肠、乙状结肠 / 阑尾、大肠在刮拭消化系统时，以 🔄 形刮拭法刮拭（图 3-1-2）。

①耳轮角推刮法步骤：一手用拇指、示指固定耳廓前后，充分暴露刮拭部位，另一手手持耳部刮痧器，尾端刮拭；自口、食管、贲门、胃、十二指肠、小肠、乙状结肠 / 阑尾、大肠的方向进行刮拭 10 次，刮拭过程中选用适宜的压力及强度，速度要慢，每个穴位上都要停留。

②作用：消化道刮拭用于治疗食管炎、胸闷、梅核气、呼吸不畅、恶心、呕吐、胸部不适、胃炎、胃溃疡、胃痉挛、胃肠功能紊乱、呃逆、嗳气、反酸、消化不良、腹泻、便秘、腹胀等；口穴亦称催眠点，具有镇静作用。

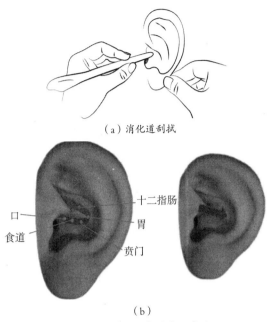

（a）消化道刮拭

十二指肠

口

食道

胃

贲门

（b）

图 3-1-2 耳廓刮痧二步曲

3）耳穴贴压：患者端坐位，护理人员用蘸有 75% 乙醇的棉签对耳廓皮肤进行消毒，待干。之后将王不留行籽置于 0.6cm×0.6cm 见方的胶布上，把王不留行籽按压选定穴位，贴压固定。指导患者用拇指与示指的指腹按压选定穴位，告知其按压至自感酸麻胀痛（即"得气"）为止，每次按压持续 20~30 秒，间隔 10 秒再次按压，每个穴位共按压 1 分钟，并要求患者早、中、晚及睡前各按压 1 次。嘱患者切勿用力过度，以免损伤皮肤，不可揉搓，防止错位。针对本患者出现的症状，所取穴位及其依据如下（图 3-1-3）：

① 膈：解除膈肌之痉挛；

② 肝、贲门：降气止逆；

③ 神门：镇静、止逆；

④ 交感：缓解平滑肌痉挛；

⑤ 神经系统皮质下：清除大脑皮质病理兴奋灶，调节胃肠功能；

⑥ 贲门、胃、十二指肠：胃三角联合应用增强降胃止逆的功效。

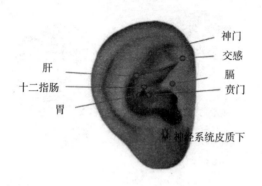

图 3-1-3　耳穴贴压三步曲

### 3. 护理

（1）护理评估

患者自 1 月 23 日入院以来出现持续性呃逆以后，护理人员每日评估患者腹痛疼痛的部位、性质、程度、持续时间及其他伴随症状，评估患者心理状况、睡眠情况、自理能力等。于 2 月 25 日实施耳穴综合操作技术前，经过评估，患者主诉呃逆频繁，严重影响进食和睡眠。

（2）护理计划

1）疼痛

① 观察疼痛的部位、性质、程度、持续时间、诱发因素及伴随症状。出现疼痛加剧，伴呕吐、寒热，或出现厥脱先兆症

状时应立即报告。

② 急性发作时宜卧床休息，伴有呕吐或便血时立即报告，暂禁饮食，避免活动及精神紧张。

③ 忌食辛辣、肥甘、煎炸之品，忌咖啡。

④ 调摄精神，可采用有效的情志转移方法，如深呼吸、全身肌肉放松、听音乐等。

⑤ 遵医嘱穴位按摩，取穴：中脘、天枢、气海等。

2）脾胃功能失调（嗳气反酸）

① 观察嗳气、反酸的频率、程度、伴随症状及其与饮食的关系。

② 饭后不宜立即平卧，发作时宜取坐位，可饮用温开水；若空腹时出现，应立即进食以缓解不适。

③ 忌生冷饮食，少食甜、酸之品，忌咖啡。

④ 慎起居，适寒温，畅情志，避免恼怒。

⑤ 遵医嘱穴位按摩，取穴：足三里、合谷、天突、中脘、内关（掌横纹下两指）等。

3）舒适度改变（胸闷心慌，伴有汗出）

① 适当活动，防止劳累。

② 症状严重时，卧床休息。

4）睡眠型态紊乱

① 为患者提供舒适、安静的休息环境，关闭门窗，拉好窗帘。

② 与患者沟通交流，给予精神安慰。

③ 有计划地安排护理治疗，尽量减轻对患者睡眠的干扰。

（3）护理实施

表 3-1-1　护理计划实施表

| 内容 | 完成时间 |
| --- | --- |
| 观察患者呃逆的发作规律、严重程度 | 1月25日 |
| 耳穴视诊 | 1月25日 |
| 耳穴按摩 3~5 分钟 | 1月25日 |
| 耳穴刮痧：胃、贲门、肝等穴 | 1月25日 |
| 耳穴贴压：选取双耳胃、贲门、神门、神经系统皮质下，右耳：肝、胆 | 1月25日 |
| 认真倾听患者诉求，做好心理护理 | 1月25日 |

1）心理护理

由于持续呃逆且患者对其原因不了解，常产生紧张、恐惧、焦躁和不安的心理情绪，尤其是患者病情变化受情绪影响因素较大，情绪波动时加重，因此护士要注意观察患者情绪，耐心倾听患者诉求，鼓励患者表达疼痛时的感受及其对适应疼痛所做出的努力，尊重患者对疼痛做出的行为反应。更要耐心地给予解释和安慰，鼓励患者树立战胜疾病的信心，稳定情绪，教会指导患者做心理减压操，多听舒缓的音乐或看电视分散注意力。

2）起居护理

护理人员严密观察患者出现呃逆的发作频率和症状严重程度，疼痛的部位、性质、程度、持续时间及伴随症状，并询问患者感受，观察患者耐受程度，及时采取措施，如出现异常情况及时报告医生。由于患者呃逆胃痛遇冷加重，遇温则缓，所以在生活起居中需要保暖，忌食生冷，以免加重病情。

### 4. 随访和结局

在进行耳穴综合操作技术之后，即刻患者呃逆得到缓解，每次持续数小时发展到一日内呃逆仅发作 2 次，每次持续时间 5 分钟左右，三日后症状消失；耳诊发现：胃部隆起消失；患者睡眠情况改善，每日睡眠达到 6 小时，无入睡困难、夜间突然惊醒情况发生。患者于 2 月 2 日出院，出院三日后电话随访，患者表示胃脘部疼痛消失、呃逆无复发状况。

### 5. 讨论

耳穴疗法是中医学的重要组成部分，《灵枢·口问》篇指出"耳者，宗脉之所聚也"，即五脏六腑的精气通过经脉汇聚上注于耳，刺激耳穴可达到诊治疾病、防病健身的作用。当呃逆发作时，在耳轮脚处出现阳性反应，给此部位一定强度的刺激，通过迷走、交感神经的传入，阻断呃逆的反射弧从而起到抑制呃逆的发作。中医在耳穴治疗呃逆方面积累了丰富的临床经验，早在《黄帝内经》中即有记载。《素问·宣明五气篇》曰："胃为气逆为哕……"，中医学认为呃逆多指情志不遂或正气亏虚，致气机不利，胃失和降，胃气上逆。故呃逆病因为情志失遂，气郁化火，致胃失和降，或过食生冷或受寒，损伤胃阳，气逆动膈，或因体质虚弱，津液不足，胃失润养致胃气不降，总病机为胃气上逆动膈，本病的病位在膈，治应宽胸理气、和胃降逆。神门穴有益心安神、和胃降逆、宽胸理气、镇静止痛之功，为治疗呃逆常用穴位。膈穴为经外奇穴，取穴位于耳轮脚处，主治膈肌痉挛、胃神经官能症、胃痛等，功能解痉降逆、止呃止呕、理血祛风。此两穴均为治疗呃逆的要穴。耳穴中胃、脾、肝为理气要穴，具有健脾和胃止痛的作用；交感、神门、内分泌穴对内脏有较好的镇痛和解痉作用，并且能够调节迷走神经，改善人体精神状态，缓解紧张情绪，诸穴合用能够有效地降低患者的焦虑情绪和疼痛程度，提高生活质量。

在临床护理中，优质护理提供的前提是护理人员在进行操作时要考虑到每位患者的个体化差异。针对本患者，主要注重避免病情加重的诱因，如：情绪波动或受凉，注重生活起居护理。由于患者耳部阳性反应区有充血，故按摩、刮拭耳部皮肤时应动作轻柔。

# 二、耳部砭石刮痧器的消化道刮拭应用

中医认为人的五脏六腑均可以在耳部找到相应的位置，当人体有脏腑疾病时，往往会在相应的耳穴上出现阳性反应，刺激这些相应的阳性反应点及穴位，可起到防病治病的作用。刮痧属于中医传统非药物外治疗法，是通过刮痧器具在人体一定部位的皮肤上刮动，使局部出现痧斑或痧痕，让脏腑秽浊之气经腠理通达于外，从而使周身气血迅速得到畅通，以达到治疗目的的方法。刮痧所用器具一般为铜钱、硬币及水牛角特制的刮痧板等。砭石疗法，古称"砭术"，《黄帝内经》中将砭与针、灸、药、按等并列为中医五大医术，砭术为五大医术之首。砭石本身能辐射出对人体有益的远红外线，远红外线能量在经脉中传输，达到温通经脉的功效。本研究总结作用于耳部的砭石刮痧器（专利号：ZL201830158108.2）的制作和用法，现报告如下。

## 1. 制作与方法

（1）砭石刮痧器的制作

砭石刮痧器所用材料为浮石，该浮石是由矿物构成的一种天然多晶体结构的矿物材料，其所含微量元素和物质对身体有益。砭术刮痧器的形状类似勺，分为勺端缺口侧、勺端圆头侧、握柄和尾端四个部位，勺端缺口侧刮拭左右耳背、脊柱后沟，勺端圆头侧用于刮拭耳垂、耳二轮、耳屏、对耳屏、耳背胃肠沟、脑后沟、坐骨神经后沟、下肢后沟等部位，尾端用于刮拭耳甲腔、耳甲艇、三角窝、耳周、耳轮脚等部位，如

图 3-2-1 所示。

（2）操作原则

砭石刮痧法的操作基本原则是：自下而上，由外向内顺序刮拭，用力适中均匀，由轻到重，以患者能耐受为度，直接在与疾病相对应和相关的穴位上刮拭，单一方向，不可来回刮。

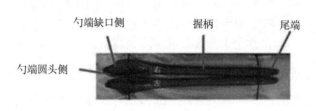

图 3-2-1　砭石刮痧器

（3）操作方法

操作前嘱患者取坐位或侧卧位，充分暴露刮拭一侧耳部。耳部皮肤刮拭前，先用 75% 乙醇进行耳廓表面的消毒，待干后用砭石刮痧器勺端底部在耳廓上涂抹少量润滑油。左手托住耳廓，右手取砭石刮痧器以 45° 平面朝下刮拭，每次刮拭 10 分钟，隔日 1 次，1 周为 1 疗程。刮拭力度适中，速度宜慢，刮拭到穴位上时适当停留。

（4）适用范围：砭石刮拭器适用范围广，选择不同部位及穴位，其作用不同。耳部砭石刮痧在消化道系统、骨关节病、神经系统疾病、疼痛等方面都有显著效果。现将消化道刮拭法叙述如下。

1）腹胀区刮拭法：步骤：①一手用拇指、示指固定耳廓前后，充分暴露刮拭部位，另一手持耳部刮痧器用头部圆头侧刮拭。②刮拭过程中选用适宜的压力及强度，腹胀区着力刮拭。自胃、十二指肠、小肠、乙状结肠 / 阑尾、大肠的方向刮拭 10

次（图 3-2-2）。作用：治疗腹胀、便秘等症。

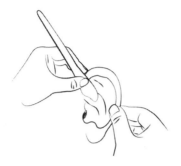

图 3-2-2　腹胀区刮拭图

2）消化道刮拭法：步骤：①一手用拇指、示指固定耳廓前后，充分暴露刮拭部位，另一手持耳部刮痧器，尾端刮拭；②自口、食管、贲门、胃、十二指肠、小肠、乙状结肠/阑尾、大肠的方向刮拭 10 次，刮拭过程中选用适宜的压力及强度，速度要慢，每个穴位上都要停留（图 3-2-3）。作用：①消化道刮拭用于治疗食管炎、胸闷、梅核气、呼吸不畅、恶心、呕吐、胸部不适、胃炎、胃溃疡、胃痉挛、胃肠功能紊乱、呃逆、嗳气、反酸、消化不良、腹泻、便秘、腹胀等；②口穴亦称催眠点，具有镇静作用。

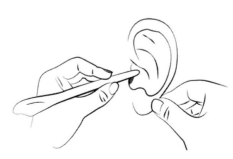

图 3-2-3　消化道刮拭图

3）牙痛刮拭法：步骤：①一手用拇指、示指固定耳廓前后，充分暴露刮拭部位，另一手手持耳部刮痧器，尾端刮拭；②牙痛刮拭法是在三焦穴、喉牙穴、牙穴点上做横行刮拭法，刮拭10次左右，刮拭过程中选用适宜的压力及强度，速度要慢，每个穴位上都要停留（图3-2-4）。作用：①三焦穴刮拭：牙痛奇穴，是迷走神经、面神经和舌咽神经混合支的刺激点，还可治疗舌痛、口腔疾患等；②喉牙穴刮拭：治疗咽喉和牙痛之要穴；③牙穴刮拭：治疗牙痛之要穴。

4）肛门穴刮拭法：刮拭方法：肛门穴用砭石刮痧器勺端缺口侧快速刮拭10次左右（图3-2-5）。作用：肛门穴是治疗肛门疾病的要穴，可用于治疗内痔、外痔、脱肛、大便失禁、肠炎等。

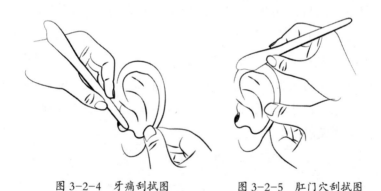

图3-2-4　牙痛刮拭图　　　　图3-2-5　肛门穴刮拭图

## 2. 临床应用

（1）便秘

患者，男，73岁，主因"大便不畅，纳差食少伴消瘦4月余"由门诊以"便秘"收入院。刻下症：大便不畅，便细，2~3日一行，食欲不振，嗳气反酸，腹胀，听力下降，舌淡，苔黄腻，脉弦。辨证分型：脾虚湿阻。耳部砭石刮痧方案为：选用腹胀刮拭区，自胃、十二指肠、小肠、乙状结肠／阑尾、大肠的方向进行匍匐式刮拭，速度宜慢，每个穴位点着重按压。单一方向，反复刮拭约 10 分钟，1 周 1 次。评价：该患者在治疗 3 次后，大便 2 天 1 次，一周后，大便通畅，1 天 1 次。

（2）呃逆

患者，男，62 岁，主因"呃逆频作伴咳嗽咯痰 1 周"由门诊以"呃逆病"收入院。刻下症见：呃逆频作伴咳嗽，咳灰白色痰，伴有烧心、反酸、胃胀，不伴胃痛，恶心、呕吐、纳差、眠差，舌苔黄腻，脉细数。辨证分型：脾胃湿热。耳部砭石刮痧方案为：选用消化道刮拭区，自口、食管、贲门、胃、十二指肠、小肠、乙状结肠／阑尾、大肠的方向进行匍匐式刮拭，速度宜慢，落在相应穴位上着重按压。单一方向，反复刮拭约 10 分钟，1 周 1 次。评价：该患者在治疗 5 次后，呃逆频率明显减少，两个疗程后症状完全消失。

## 3．讨论

耳部砭石刮痧疗法融合了砭法和刮痧两种传统中医治疗方法，是一种新型、安全、有效的治疗方法，经过临床实践，在多种疾病及症状上有较好效果。本次研究仅选用典型病例，未进行系统对照研究，下一步将针对具体症状和疾病进行系统性研究。

# 三、砭石熨摩中药透入法治疗慢性胃炎合并胃下垂的护理

胃下垂属中医的胃痞、腹胀、胃缓等范畴。本病病位在胃，与脾、胃等脏腑有关。脾为后天之本，主运化、主升清、主四肢肌肉。因先天元气不足，或因久病体虚，元气虚衰所致脾胃虚弱，运化无力，气血乏源，肌肉失于充养，中气虚陷，升举无力引起本病；或因素体阳虚而脾阳不振；或因素体阴虚而胃阴虚亏。病程日久，加之胃本身形态及位置的明显改变，牵引及压迫血管，又可发生气滞血瘀，故本病是中气下陷，兼气滞血瘀，虚中夹实。

本病例患者患有胃下垂病史半年，既往慢性浅表性胃炎、消化不良、低张力胃、营养性消瘦病史。住院期间经各种药物治疗效果不显著，现采用中医疗法，即砭石熨摩中药透入法。该方法疗效显著，患者自诉症状即刻缓解明显。一周后，采用中医证候疗效评价量表，疗效好转，此病例是一则特效病例。

本案例在中医基础理论的指导下，运用砭石熨摩中药透入法，达到了缓解患者痛苦的效果，减少了药物的使用，对患者的身体不产生任何不良反应，促进了中医技术在临床上的运用和推广。目前各数据库中关于通过砭石熨摩中药透入法治疗胃下垂的文献有限，该病例可以为此进行补充。

## 1. 临床资料

（1）患者信息

患者，女，35岁，以食欲不振伴体重下降10余日为主诉

于 3 月 17 日入院。患者 3 个月前无明显诱因出现纳少、恶心，偶有反酸，无烧心，腹胀，无腹痛，自行服用复方消化酶、马来酸曲美布汀、地衣芽孢杆菌活菌胶囊等药物治疗，症状改善不明显，9 月 25 日于我院门诊查电子胃镜示：慢性浅表性胃炎，伴胆汁反流、黏膜出血。幽门螺杆菌阴性。电子肠镜未见明显异常。10 余日前无明显诱因出现食欲不振，纳少，纳谷不馨，伴进食后恶心、腹胀不适，当时未予特殊治疗，近 3 日未进食。现患者为求进一步治疗入住我科，入院症见：食欲不振，纳少，时有恶心，进食后腹胀明显，乏力肢冷，时有情绪低落，小便调，3 日未解大便，近 10 余日体重下降 3 千克。

患者既往体健，否认高血压史、否认糖尿病史、否认冠心病史，否认输血史，预防接种史按计划进行，否认手术外伤史。否认肝炎、结核、SARS、禽流感史及密切接触史。否认药物、食物过敏史。

患者入院后食后腹胀，食欲不振，纳少，遵医嘱为患者进行砭石熨摩中药透入法中医护理技术，同时配合引导性音乐想象技术，缓解情志，操作完成后患者腹胀症状即刻缓解，一周后患者现存状况进一步改善；于 4 月 2 日出院。

（2）体格检查

患者神志清，精神可，发育正常，营养一般，形体偏瘦，步入病房，对答切题，自动体位，查体合作。全身皮肤黏膜无黄染及出血点，全身浅表淋巴结未及肿大，全腹平软，未见明显胃肠型，无压痛及反跳痛，肝脾肋下未触及，墨菲征阴性，全腹叩诊鼓音，听诊肠鸣音 3~4 次 / 分。脊柱四肢无畸形，双下肢无水肿。双下肢肌张力正常。神经系统检查：生理反射存在，病理反射未引出。舌淡红，苔根薄黄腻，脉弦稍滑。

（3）诊断评估

1）中医诊断：纳呆，脾虚湿热证。

2）西医诊断：①胃下垂，低张力胃；②消化不良；③慢性浅表性胃炎，胆汁反流；④营养性消瘦；⑤焦虑状态。

3）中医鉴别诊断：纳呆当与积滞相鉴别。二者均可出现不欲饮食、纳差食少等症状，但纳呆多为脾胃虚弱所致的纳运无力所致，多伴倦怠乏力，无腹胀无痛，舌淡苔薄黄或薄白以虚证为主；积滞多为饮食不节，伤及脾胃，出现运化无力，纳差食少，嗳腐吞酸，多伴腹胀腹痛，舌红苔厚腻或苔腐，以实证为主。

4）西医鉴别诊断：纳差可见功能性消化不良与器质性消化不良。二者均可出现不欲饮食、早饱、餐后饱胀症状，但功能性消化不良胃镜及其他胃肠功能检查无明显异常；器质性消化不良多有其他器质性疾病，如消化系统肿瘤、糖尿病、慢性肝病、慢性胰腺炎、胆石症等。本患者曾行胃肠镜检查未见明显异常，考虑功能性消化不良可能性大。

## 2. 治疗干预

西医治疗予患者静脉滴注营养液补充营养，口服米氮平片调整焦虑状态，复方维生素 B 营养神经。中医治疗：考虑患者目前食欲欠佳、恶心，情绪低落，予患者口服胃舒胶囊益气健脾、温中止痛，中药汤剂以理气消食、和中安神为法。同时遵医嘱为患者进行砭石熨摩中药透入法的中医护理技术。

砭石熨摩中药透入法利用砭石在腹部进行推摩，能受力于按摩部位的表层及深层，加快人体微循环血流量，具有行气血、通痹气、荣筋脉的效果，起到通畅的作用。同时选取脐周诸穴按摩，调畅肠道气机以行气导滞。温熨疗法更加入了热效应使其促进微循环、散寒祛瘀的功效大大增强。

### 3. 护理

（1）护理评估

患者，女，入院时 T36.7 ℃，P90 次 / 分，R20 次 / 分，BP126/79mmHg，坠床 / 跌倒评分 0 分；压疮评分 23 分；Barthel 评分 100 分；平均疼痛评分 2 分。全腹平软，未见明显胃肠型，无压痛及反跳痛，肝脾肋下未触及，墨菲征阴性，全腹叩诊鼓音，听诊肠鸣音 3~4 次 / 分。

（2）护理诊断

根据对患者的身体评估及患者主诉，患者目前存在的护理诊断有：腹胀：胃脘胀满；胃肠功能失调：纳差；情志改变：焦虑；潜在并发症：营养不良。

（3）护理计划

根据患者的信息及其实际情况和预期目标制定适合患者的护理计划。

1）症状护理：运用砭石熨摩中药透入法治疗，同时结合健脾温阳中药膏剂，运用一定的推摩手法，刺激腹部经络穴位，达到温助阳气、疏通经络、调理气血，将砭石、按摩、热熨、中药贴敷有机结合，改善症状。

2）情志护理：引导性音乐想象技术，治疗时引导患者深呼吸，并闭眼想象，肢体放松、呼吸放松，继而达到全身心放松。

（4）护理实施

1）腹胀：胃脘胀满，依据与脾胃素虚，运化失常有关；与气虚、气滞传导无力有关。

护理人员严密观察患者出现腹胀的部位、性质、程度、持续时间及伴随症状，并询问患者感受，观察患者耐受程度，及时采取措施，如出现异常情况及时报告医生。①生活起居：胃胀遇寒加重，故应加强防寒保暖的护理，室温可略偏高（20~22℃），阳光充足，空气新鲜，衣被适当。②饮食指导：饮食和中药宜偏温热服。③特色中医外治护理：砭石熨摩中药透入治疗。

2）胃肠功能失调：纳差，依据与素体阳虚、胃失温养有关；与饮食调护知识缺乏、饮食不节有关。

饮食方面指导患者忌食生冷、油腻、辛辣食物，限制食用易产气的食品，如豆类、坚果、干果等。每日进食以无饥饿感为限，不可过度饮食；同时多食补中益气、温胃作用的常见药食同源食物，如大枣、南瓜、番茄、牛奶、鸡蛋、瘦肉、河虾、胡桃等，并适当用葱、姜、胡椒、大蒜做调料，有温胃散寒的作用。运动方面鼓励患者建立运动习惯，动则生阳：住院期间每日饭后30分钟可在住院走廊步行500米（每次50米，10个来回）；早晚跟随病区健康教育视频练习八段锦操各一遍。

3）情志改变：焦虑，依据与人文关怀缺失，思伤脾，气留不行有关；与久病反复，肝气郁结有关；与对疾病缺乏正确认识有关。

对患者加强情志管理教育，使之认识情志与疾病的关系，识别不良情绪，掌握改善措施。可以多和病友、医护沟通交流，倾诉，主动表达自己的情绪。指导患者进行放松训练，收听节奏舒缓的音乐，可借助音乐导引治疗，治疗时引导患者深呼吸，并闭眼想象，肢体放松、呼吸放松，继而达到全身心放松。患者住院期间属心理脆弱阶段，重视对其安慰和鼓励，联系亲人、家属鼓励、支持患者，列举治疗成功的病例，增强其治疗信心。

4）潜在并发症：营养不良。

开展系统性健康教育，帮助患者充分认识疾病、饮食、用药、生活方式及情绪管理等知识。了解功能性消化不良的病因、危害、危险因素及治疗方案，对疾病充分认识和了解。消化系统疾病患者营养风险的发生率高，患者进食后腹胀加重、纳差等影响其进食信心，长期易导致营养不良，气血津液化生不足，鼓励患者重视饮食质量，多选用新鲜蔬菜、水果、鱼类、蛋类等，补充维生素及蛋白质。保证每日营养摄入，患者体重 42 千克，每日保证蛋白摄入量：鸡蛋一个（蛋白质约 8 克）、豆浆250ml（蛋白质约 15 克）/ 牛奶 250ml（蛋白质约 10 克）/ 瘦猪肉 100 克（蛋白质约 18 克）。患者腹胀症状明显，乏力等，指导患者动作放缓，避免跌倒、受伤。

## 4. 随访和结局

患者症状改善情况采用中医证候疗效评价量表（表 3-3-1）。

主症为胃脘痞闷、胀痛、纳呆，每个症状计 0 分、2 分、4分、6 分。次症为嗳气、疲乏、便溏，每个症状计 0 分、1 分、2 分、3 分。每个症状按照 4 级分级标准进行计分。

0 级：无症状；

Ⅰ级：症状轻微，不影响日常生活；

Ⅱ级：症状明显，部分影响日常生活；

Ⅲ级：症状严重，显著影响工作生活。

疗效指数参照尼莫地平法：疗效指数 =（治疗前的中医证候积分－治疗后的中医证候积分）/ 治疗前的中医证候积

分 ×100%。治愈：疗效指数大于80%；显效：疗效指数为56%~80%；好转：疗效指数为25%~55%；无效：疗效指数小于25。

表3-3-1 中医证候疗效评价量表

| 时间 | 胃脘痞闷 | 胀痛 | 纳呆 | 嗳气 | 疲乏 | 便溏 | 得分 | 疗效指数 |
|------|----------|------|------|------|------|------|------|----------|
| 治疗前 | 6 | 4 | 4 | 1 | 2 | 3 | 20 | 55% |
| 一周后 | 2 | 2 | 2 | 0 | 1 | 2 | 9 | |

经过一周治疗后，患者疗效指数为55%，好转。

## 5. 讨论

（1）砭石熨摩中药透入法治疗原理

砭石熨摩中药透入治疗将砭石、按摩、热熨、中药贴敷进行了有机结合。利用砭石在腹部进行推摩，能受力于按摩部位的表层及深层，加快人体微循环血流量，具有行气血、通痹气、荣筋脉的效果，起到通畅的作用。同时选取脐周诸穴按摩，调畅肠道气机以行气导滞。温熨疗法加入了热效应使其促进微循环、散寒祛瘀的功效有所增强。

（2）砭石熨摩中药透入法操作方法

将中药膏均匀涂抹于已预热的砭石太极球上，中药膏均匀涂于脐周，上至上脘，下至气海，左右至覆盖天枢穴，顺时针按摩神阙、中脘、建里、天枢、关元、气海等穴，每穴着力推摩，同时关注患者的感受。按摩15分钟后用保温膜贴于操作部位，避免弄脏衣物，使中药膏的作用继续通过皮肤透入，20分钟后纸巾擦净。操作手法：①温法：从低温开始逐步升温，温熨神阙，调动气血；②推法：用砭具沿脐部从下到上推到剑突部，推举下陷的胃部；③点按法：点按中脘、天枢、大横、关元、气海、太冲等；④摩法：用砭具在腹部绕脐做摩法。

（3）砭石熨摩中药透入法操作注意事项

砭石太极球使用前需预热，预热温度不宜超过60℃。操作过程中，询问患者的反应，及时调整力度及热度，防止损伤皮肤。妇女经期，过饱患者，皮肤有感染、瘢痕或有出血倾向的患者禁止按摩。使用药膏后如出现皮肤发红、瘙痒等，应立即停止按摩并处理。

本案例通过砭石热敷神阙、天枢、中脘、建里、水分、关元、气海等穴位，调理脾胃，调和胃气，通腑泻浊，调畅肠道气机，使三焦气化功能恢复正常。推摩之后给予局部保温贴敷法，进一步促进药物渗透。砭石熨摩中药透入法操作简便、安全，临床疗效肯定，是一项值得推广的中医护理技术。

# 四、砭石熨摩中药透入法治疗慢性胃炎合并便秘患者的护理

7月4日，我院收治一名慢性胃炎合并便秘患者，予以砭石熨摩中药透入法治疗，患者在治疗当天4小时后排便，诉效果良好，治疗两天排便情况进一步改善，治疗5天后患者大便成形，无不畅感，减少了其他口服药物的使用，患者顺利出院，现报告如下。

## 1. 临床资料

患者，男，63岁，主因"排便不畅2月余"收住院，刻下症：患者神清、精神可，大便不畅，每日一行，质黏，排便不尽感；眠可，口苦，偶有反酸、烧心，小便调。患者既往右下肢静脉曲张病史30余年；高血压10年，最高150/90mmHg，未规律服药，近期血压最高150/80mmHg；高尿酸血症病史10余年，间断服用非布司他片，碳酸氢钠片；左侧面神经麻痹病史10余年。

## 2. 治疗方法

患者7月4日诉排便不畅感，质黏腻，诊断为"便秘（脾胃湿热型）"。遵医嘱予患者砭石熨摩技术，患者在治疗后4小时，顺利排便一次，诉黏滞感减少，治疗第五天患者大便成形，称软便。

根据中医子午流注时辰观，在上午9：00~11：00脾气最旺的时候，采用砭石熨摩中药透入法技术。患者平卧，护理人

员将砭石太极球通电预热，拉好隔帘，保护患者隐私，暴露操作部位，用纸为患者将衣物阻隔，将健脾行气的中药膏均匀涂抹于砭石太极球上，待即将融化时均匀涂抹于脐周，顺时针按摩神阙、天枢、大横、中脘、关元、气海等穴位，每穴细细推磨，同时注意患者主诉及感受，范围：上至上脘穴，下至气海穴，左、右各至大横，覆盖天枢穴。砭石太极球预热至60℃，操作时约60~90℃，注意不要烫伤患者，以患者感觉舒适为宜。按摩15分钟后用保鲜膜贴于腹部皮肤表面，使中药的作用继续通过皮肤透入，注意避免弄脏衣物；20分钟后将保鲜膜取下，擦净中药膏。操作时需注意避免砭石太极球过热烫伤患者，操作时观察患者反应，注意熨摩力度适中，如有不适，立即停止操作。

### 3. 效果及评价

治疗前参考《便秘中医诊治专家共识意见2017》中便秘主要症状评分表，表中"粪便性状"参考Bristol粪便分型标准分为1~7型，患者得分为8分；在进行砭石熨摩中药透入法治疗4小时后排便一次，同样采用上述评分法，得分为2分，效果显著；应用后一天，患者排便虽有黏滞感，但较一天前已有明显缓解，得分5分；治疗三天后，患者排便时间明显减少，质稀，得分4分；治疗5天后，患者大便成形，无黏滞感，得分3分。

| 主证 | 0 | 1 | 2 | 3 |
|------|-----|------|------|------|
| 粪便性状 | 4~7 | 3 | 2 | 1 |
| 排便费力 | 无 | 偶尔 | 时有 | 经常 |

| | | | | |
|---|---|---|---|---|
| 排便时间（分钟） | < 10 | 10~15 | 15~20 | > 20 |
| 下坠、不尽、胀感 | 无 | 偶尔 | 时有 | 经常 |
| 频率（天/次） | 1~2 | 3 | 4~5 | > 5 |
| 腹胀 | 无 | 偶尔 | 时有 | 经常 |

## 4. 讨论

慢性胃炎的病因病机为饮食不节、情志内伤。大便秘结的发生与脾、胃的运化功能有着密切的关系，脾胃功能正常运行，脏腑得以滋养，糟粕下行得以排出；脾失健运，功能失调而内生湿热，以致气机阻滞，表现为口苦，大便不畅、质黏，排便不尽感。多数学者认为便秘不是一种疾病，而是一种症状，指大便在肠道内滞留过久，排出艰难，主要表现为排便困难、排便不畅、大便干结、大便黏滞等。故采用健脾之物祛湿除热，通畅三焦气机，调节脏腑功能，以复大肠下行之机。

砭石疗法是中国古代的一种非药物疗法，由泗滨浮石制成的砭具含有多种微量元素。有研究显示砭石与皮肤摩擦时引起的超声波、远红外波对人体具有保健作用；且与药物疗法应用配合，不受配伍禁忌所限制。加热的砭石太极球贴近腹部，作用于体表时可使体表温度增高 0.5~2.0℃，产生的感应增温效应能扩张毛细血管，加快血流速度，促进局部血液循环，疏通经络；但这种改变不是全身性的，而是局部的；这种温热的效应也不会刺激体温调节中枢的调控过程。操作者在治疗时以神阙穴为中心，手持按摩仪贴紧皮肤，用垂直向下的力度，以手腕关节的力量带动按摩仪，动作柔和地顺时针在腹部环形按摩，依次刺激神阙—右侧天枢—右侧大横—中脘—左侧天枢—左侧大横—关元—气海，并时刻询问患者感受，患者有轻微压痛点及腹部触及硬结的部位可着重熨摩，稍作停留并适当加力，同时注意患者感受，如有不适立即停止熨摩。

　　子午流注是根据古代时间理论以及中医学长期发展而来的一项中医学理论，根据时间的推移为基础，表达了人体气血、经络、脏腑运行的规律；在与脏腑配对关系中，巳时（9：00~11：00）是脾经气血最旺的时候，在此时进行砭石熨摩中药透入法治疗，熨摩足阳明胃经上的穴位，使气血流注太阴脾经和足阳明胃经，可增强脾胃运化，促进肠道蠕动，疏通脏腑功能。大横穴位于足太阴脾经，与气海合用可调理脾气，缓解便秘；足阳明胃经上的天枢穴，可调和脾胃，促进肠道蠕动，天枢又为大肠之募穴，可沟通人体上、下半身的气机，通大肠之腑气；中脘乃胃之募穴，有"太仓"之称，二者合用，有和胃健脾、降逆利水之效；神阙为腹部最薄弱的部位，乃冲、任、督三脉交汇之处，为先天之结缔，后天之气舍，可补气调气，通大肠之腹气而通便除满。关元又为小肠之募穴，熨摩关元穴，可促进小肠对营养物质的吸收，增强胃肠道功能，调和脾胃，达到除湿健脾之效。推摩之后予以保鲜膜贴敷保温，进一步促进药物的吸收。

　　砭石熨摩中药透入法基于中医学的经络学理论，刺激人体相应穴位，调理脾胃，使三焦运化功能恢复；通过热力及药物的作用，疏通经络，除湿健脾，促进胃肠道功能的恢复。砭石熨摩中药透入法治疗操作简单，疗效显著，且无毒副作用，故认为值得推广应用。

# 五、砭石熨摩中药透入法治疗复合性溃疡的个案护理

复合性溃疡采用中医特色技术——砭石熨摩中药透入法。该方法疗效显著，操作完成后患者腹胀症状即刻缓解，上腹部疼痛、反酸等症状逐渐改善，一周后患者复合性溃疡现存状况明显改善，此病例是一则特效病例。

在砭石疗法理论和中医基础理论的指导下，运用砭石熨摩中药透入法技术，达到了明显缓解患者痛苦的效果，减少了其他口服药物的使用，对患者具有良好的安全性。

患者，男，43岁，以间断上腹部疼痛3年，加重1周为主诉于6月2日入院。患者于3年前因情绪不佳出现上腹部疼痛，偶有胀满、反酸，无烧心，无恶心、呕吐。门诊查电子胃镜示胃溃疡，慢性萎缩性胃炎，HP（+），具体治疗不详。1年前患者情绪不佳并饮酒后再次出现上述症状，就诊于我院，复查电子胃镜：反流性食管炎（LA-A级），慢性萎缩性胃炎（C1），十二指肠炎，HP（+），给予抑酸护胃、根除HP等治疗后感症状改善。此次患者1周前无明显诱因感上症反复，遂就诊于我院门诊，复查电子胃镜：反流性食管炎（LA-A级），胃角溃疡，十二指肠球部溃疡，慢性萎缩性胃炎（C1），HP（+）。入院症见：上腹部疼痛，反酸，无烧心，无恶心、呕吐，口干口苦，食后腹胀，嗳气，偶有咳嗽咳痰，全身乏力明显，纳可，夜休可，二便调。发病至今体重未见明显下降。

患者入院后上腹部疼痛，偶有胀满，反酸，食后腹胀，遵医嘱为患者进行砭石熨摩中药透入法中医特色技术，同时配合

健康宣教，调节饮食和情志，操作完成后患者腹胀症状即刻缓解，上腹部疼痛、反酸等症状逐渐改善，一周后患者现存状况明显改善；于 6 月 11 日病情好转出院。

## 1. 治疗干预

西医治疗予患者静脉滴注 0.9% 氯化钠 100ml+ 奥美拉唑针 40mg 每 12 小时一次，口服枸橼酸铋钾胶囊、呋喃唑酮片联合阿莫西林胶囊根除幽门螺杆菌治疗。中医治疗：考虑患者目前上腹部疼痛、反酸、口干口苦，食后腹胀，予患者口服中药汤剂以疏肝理气、和胃止痛为法。同时遵医嘱为患者进行砭石熨摩中药透入法的中医特色技术。

将我科养胃膏中药用姜汁调成膏状，贴敷于患者腹部穴位，使用通电砭灸治疗仪在患者腹部皮肤上按摩，疏通经络，调理气血，以经皮给药的通电砭灸仪导入方式进行给药，通过将药物浓度凝集于患处，快速将药物渗透于患病部位，促使其充分吸收，治疗无痛苦，且无不良反应。同时选取胃经穴（如中脘、下脘、大横等）按摩，促进胃肠蠕动，改善血液循环。

## 2. 护理

（1）护理计划

根据患者的信息及其实际情况和预期目标制定适合患者的护理计划。

症状护理：运用砭石熨摩中药透入治疗，同时结合科室研制中药膏剂，运用一定的推摩手法，刺激腹部经络穴位，起到温经散寒、疏通经络、调理气血的作用，将砭石、热熨、中药贴敷有机结合，改善症状。

情志护理：健康教育护理，一方面要认真倾听患者诉说病情，耐心解释；另一方面鼓励患者和家属、朋友交流，分散其对疾病的注意力，学习并进行放松锻炼，如听轻音乐、找亲近的人聊天、改善不良生活方式等。帮患者分析疾病诱发或加重的原因，在治疗的同时，对饮食和运动进行健康宣教，建议患者调整心态，增强信心。

（2）护理实施

症状护理：上腹部疼痛，反酸，餐后腹胀，依据与肝郁气滞、脾胃运化失常有关；与湿热、瘀血等形成相关。

护理措施：护理人员严密观察患者出现上腹部疼痛、腹胀的性质、程度、持续时间及伴随症状，并询问患者耐受程度，及时采取措施，如出现异常情况及时报告医生。饮食生活调畅失宜，情绪不畅，故应加强健康宣教护理，保持良好的情绪。饮食指导饮食和中药宜偏温热服。特色中医外治护理：砭石熨摩中药透入治疗。

### 3. 随访和结局

经过一周治疗后，患者疗效指数为 60%，好转出院，随访 1 个月症状无复发。

### 4. 讨论

复合性溃疡指胃和十二指肠同时发生的溃疡，检出率约占全部消化性溃疡的 5%。临床上主要表现为上腹部疼痛、反酸、餐后腹胀、恶心、呕吐等。可反复或间歇发作，一般认为其发病主要与遗传、地理环境和气候季节的变化、饮食、情绪、吸烟及药物等病因有关。复合性溃疡容易复发，对患者的健康造成严重困扰，单纯使用中药或者西药均难获得令人满意的疗效，因此，可在正确规范使用中西药的前提下，加用中医特色外治法增强疗效，其中情志护理是关键。

砭石熨摩中药透入治疗，将砭石、按摩、热熨、中药贴敷进行了有机结合，将我科养胃膏中药用姜汁调成膏状，贴敷于患者腹部穴位，使用通电砭灸治疗仪在患者腹部皮肤上按摩，调整脏腑气血功能，促进机体的阴阳平衡，起到疏通经络、散寒祛瘀的作用。同时选取胃经诸穴按摩，将砭石仪疏通经络，与养胃膏融为一体，达到进一步防病治病的作用。以经皮给药的通电砭灸仪导入方式进行给药，通过将药物浓度凝集于患处，快速将药物渗透于患病部位，促使其充分吸收，治疗无痛苦，且无不良反应。本病例在内科疗法的基础上，配合了中医特色外治法，在改善患者临床症状方面凸显了较好的优势，取得了满意疗效，为其进一步推广应用提供了临床依据。

# 六、砭石熨摩中药透入法联合耳穴贴压缓解不完全性肠梗阻临床症状的效果观察

不完全性肠梗阻是指部分肠内容物因各种原因不能正常地通过肠道，出现恶心、呕吐，腹胀、腹痛，排气、排便减少等临床症状的一种疾病。大多数以保守治疗为主，如果治疗不及时，可能会导致电解质紊乱、感染性休克、肠道缺血性坏死等。对于不完全性肠梗阻，西医一般以抗炎、补液营养支持及维持电解质平衡，胃肠减压等解除肠梗阻状态，但治疗效果不佳。中医将本病归属于"肠结""腹痛"等范畴，应用以中医理论为基础的护理措施可取得良好成效。砭石熨摩中药透入法将砭石、按摩、热熨、中药贴敷有机结合，其将药物涂于特定部位上，施以热、熨、摩，可达行气血、通痹气、荣筋脉之效。耳穴贴压是在耳针基础上发展而来的外治措施，选取耳廓上对应的穴位进行刺激，可发挥理气活血、通经止痛之效，有利于缓解病证。本研究观察了砭石熨摩中药透入法联合耳穴贴压缓解不完全性肠梗阻患者临床症状效果，总结相关护理经验，现报告如下。

## 1. 资料与方法

### （1）一般资料

选取某中医院肛肠科两年内收治的不完全性肠梗阻患者60例为研究对象。随机分为对照组、治疗组，对照组30例，男性18例，女性12例，平均年龄（42±8.1）岁；治疗组30例，男性16例，女性14例，平均年龄（44±6.2）岁。两组的年龄、

性别等一般资料差异无统计学意义，具有可比性，两组患者均签署知情同意书，医院伦理委员会备案。

纳入标准：①符合《中医急诊学》《临床诊疗指南——外科学分册》《外科学》诊断标准；②患者签署知情同意书。排除标准：①不符合诊断标准或纳入标准者；②由其他原因引起的肠梗阻；③合并心脑血管、肝、肾、内分泌和造血系统严重原发性疾病。

（2）方法

对照组：西医常规治疗。对患者进行禁食、胃肠减压和抑酸、抗感染治疗，并加强营养支持和电解质紊乱纠正等。治疗1周为1疗程，共1疗程。

治疗组：西医治疗基础上予以砭石熨摩中药透入法联合耳穴贴压，每日1次，治疗1周为一疗程。

1）用物准备：砭石熨摩中药透入法：①砭石通电太极球；②清热泻下中药膏剂：大黄、芒硝、厚朴等8味中药组成，有泻下攻积、清热泻火、凉血解毒之功效，用于肠痈腹痛、肠道积滞、大便秘结等。③保温膜：普通食品保鲜膜，宽30cm；④计时器：操作时计时使用；⑤纸巾：普通擦手纸巾，避免弄脏患者衣物。耳穴贴压：①耳穴贴（王不留行籽、莱菔子等丸状物）；②乙醇、棉签：耳部皮肤消毒使用；③止血钳或镊子；④探棒：定位选穴使用。

2）操作方法：砭石熨摩中药透入法：将砭石通电太极球充电预热，嘱患者平卧位，暴露操作部位，用纸巾阻隔衣物，防止弄脏衣物，将中药膏均匀涂抹于已预热的砭石太极球上，将中药膏均匀涂于脐周，上至上脘穴，下至气海穴，左右至覆盖天枢穴。按顺时针按摩神阙、中脘、建里、天枢、关元、气海等穴，每穴着力推摩，同时关注患者感受。砭石太极球预热至

60℃，操作时温度60~90℃，以患者感觉温热舒适为宜。按摩15分钟后用保温膜贴于操作部位，避免弄脏衣物，使中药膏的作用继续通过皮肤透入。20分钟后将保温膜揭开，用纸巾将中药膏擦净，询问患者自身感受及腹痛腹胀症状改善情况。7天为1个疗程。耳穴贴压：操作前询问患者过敏史及对疼痛的耐受程度，用探棒探查耳穴敏感点，选取大肠、乙状结肠、腹等穴，棉签蘸取乙醇消毒耳廓局部皮肤，用镊子夹取耳穴贴贴于穴位上，并给予适当按压，使患者有热、麻、胀、痛的"得气"感觉，询问患者感受及肠梗阻症状缓解情况。

3）操作注意事项：砭石太极球使用前需预热，预热温度不宜超过60℃，以免突然的冷热刺激使患者产生不适。操作过程中，应密切观察患者的反应，及时调整按摩力度及热度，注意防止损伤皮肤。妇女经期禁止按摩；过饥、过饱患者禁止按摩；皮肤有感染、瘢痕或有出血倾向的患者禁止按摩。使用药膏后如出现皮肤发红、瘙痒等，应立即停止按摩并通知医生。耳廓局部有炎症、冻疮或表面皮肤有破溃者、有习惯性流产史的孕妇不宜施行贴压；耳穴贴压每次选择一侧耳穴，双耳轮流使用；观察患者耳部皮肤情况，留置期间应防止胶布脱落或污染，对普通胶布过敏者改用脱敏胶布；患者侧卧位耳部感觉不适时，可适当调整。

（3）观察指标

1）记录两组患者临床症状与体征消失时间，包括腹痛、腹胀和恶心、呕吐、排便减少或困难。

2）依据《实用中西医结合诊断治疗》制定疗效标准。治愈：症状及体征完全消失，腹部X线检查正常（肛门恢复排气排便，肠鸣音恢复，腹部不胀，触按柔软，恢复饮食后肠梗阻症状不再出现）；有效：症状及体征基本消失，腹部透视仅见肠管轻度充气或少量液平；无效：治疗前后症状及体征变化不大或无改善。

（4）统计学方法：研究结果数据应用统计学软件 SPSS23.0 完成处理，计量资料、计数资料分别用（$\bar{X} \pm S$），差异性分别对应 $T$ 检验、$X^2$ 检验；$P<0.05$，说明差异显著，有统计学意义。

## 2. 结果

（1）两组临床症状与体征消失时间比较，治疗组的临床症状与体征消失时间明显短于对照组，$P<0.05$，见表 3-6-1。

表 3-6-1　临床症状与体征消失时间比较

| 组别 | 例数 | 腹痛 | 腹胀 | 恶心或呕吐 | 排便减少或困难 |
|---|---|---|---|---|---|
| 治疗组 | 30 | 2.32 ± 0.14 | 2.95 ± 0.33 | 3.31 ± 0.46 | 3.02 ± 0.19 |
| 对照组 | 30 | 3.55 ± 0.62 | 3.82 ± 0.24 | 5.12 ± 0.66 | 4.62 ± 0.35 |
| $t$ | – | 12.34 | 11.92 | 8.43 | 10.22 |
| $P$ | – | 0.014 | 0.006 | 0.000 | 0.002 |

（2）两组治愈率、有效率比较，治疗组治愈率 60%，总有效率 80%，明显高于对照组，$P<0.05$，见表 3-6-2。

表 3-6-2　两组治愈率、总有效率比较

| 组别 | 例数（$n$） | 治愈 | 显效 | 有效 | 无效 | 总有效率 |
|---|---|---|---|---|---|---|
| 治疗组 | 30 | 18（60%） | 3（10%） | 3（10%） | 6（20%） | 24（80%） |
| 对照组 | 30 | 10（33.33%） | 5（16.66%） | 4（13.33%） | 11（36.66%） | 18（60%） |
| $X^2$ | - | 4.034 | 2.126 | 3.017 | 3.284 | 3.202 |
| $P$ | - | 0.011 | 0.014 | 0.012 | 0.013 | 0.021 |

## 3. 讨论

不完全性肠梗阻中医学"肠结""腹痛"等范畴，其病位在肠，但与脾、胃、肺、肝、肾均相关。肠属六腑，六腑主传化，传化物而不藏，故实而不能满。中医认为本病多为实热内结证。实热与肠腑积滞内结，引起气机升降不调，传导失司而致痛、吐、胀，故临床干预应以行气导滞、泄热为主，以砭石熨摩中药透入法联合耳穴贴压为主要方法。《砭经》一书指出："砭之用，首在于热"，利用砭石的温熨疗法，与人体摩擦中能加快人体微循环血流量，通过推摩不断刺激腹部穴位可达到疏通经络理气行血的功效。砭石推摩之后给予腹部保温贴敷法，进一步促进中药渗透。耳者，宗脉之所聚也，其与经络、脏腑等关系密切，通过刺激大肠、乙状结肠、腹等穴位，可疏通脏腑、顺气导滞，增加肠蠕动；"脾"主运化，能宣肺健脾；"三焦"有化气输精的作用，五脏六腑皆属三焦；"消化系统皮质下"能调节胃肠功能，加快肠内容物运行；"肺"与大肠相表里，主肃降，取肺穴可增加大肠疏导糟粕功能。本研究结果显示，治疗组采用砭石熨摩中药透入法联合耳穴贴压缓解不完全性肠梗阻，临床效果显著，在治疗腹痛、腹胀、恶心、呕吐等方面，明显优于对照组，可以大大缩短症状消失时间，治愈率、有效率也明显优于对照组，减少了不必要的手术。砭石熨摩中药透入法及耳穴贴压疗法操作安全、简便，临床疗效肯定，是一项值得推广的中医护理技术。

## 七、穴位贴敷加中药热奄包治疗慢性胃炎腹胀患者的护理

慢性胃炎属中医"痞满""胃脘痛""嘈杂""噫气"等范畴。慢性胃炎的中医诊断以症状为主，以胃脘部胀满为主症者，称为"痞满"。

本例患者胃脘部胀满 1 月余，纳食少，进食后加重，大便 3~4 日一行，排便困难，予以穴位贴敷加中药热奄包治疗，患者当日诉腹胀有所缓解，后继续给予 7 天，腹胀情况较前改善，纳食较前增加，进食后不适减轻，大便 2 日一行，14 日后患者腹胀情况改善明显，减少了口服药物的使用。

### 1. 临床资料

患者，女，70 岁，主因"胃脘部胀满 1 月余"收住院，刻下症：患者神清、精神可，胃脘部胀满，进食后加重，食欲可，纳少，乏力，时有反酸，大便 3~4 日一行，排便困难，基本成形，舌红，苔黄厚腻，脉滑近 1 月体重下降 3.5 千克。既往焦虑病史 1 月余，服用抗焦虑药；心律失常病史 3 年；高血压病史 3 年，血压最高 160/100mmHg，未规律服药；高脂血症病史 7 年，规律服用瑞舒伐他汀钙；甲亢病史 8 年，规律服用甲巯咪唑。

### 2. 治疗方法

患者诉胃脘部胀满，进食后加重，排便困难诊断为"胃痞病"（脾胃湿热证），遵医嘱予患者穴位贴敷加中药热奄包，治

疗两日后，患者胃脘部胀满较前好转，五日后患者大便可两日一行，14 日后患者腹胀情况得到明显改善。

穴位贴敷将大黄：芒硝：枳实：厚朴：吴茱萸以 1：2：2：2：5 的比例研磨成粉，以醋汁调和，凡士林塑形，制成直径 2cm 的圆形面饼，将面饼固定在有粘贴作用的敷贴上，清洁神阙穴，将面饼覆盖其上，4~6 小时 / 次，1 次 / 天，持续用药 14 天。使用过程中需关注脐周情况，如有皮肤过敏，不可继续贴敷。

中药热奄包敷于腹部，热奄包包含莱菔子 75g，白芥子 75g，王不留行籽 75g，苏子 75g，粗盐若干，上述中药材以棉布包成 20cm×15cm 的长方形，恒温箱加热至适合温度，后将中药包隔单层衣物置于患者腹部穴位贴敷之上，可覆盖患者中脘、神阙、气海、天枢穴位。30 分钟 / 次，1 次 / 日，持续用药 14 天。操作过程中需询问患者感受，防止过热产生烫伤，如有不适，立即停止。

穴位贴敷、中药热奄包由培训后的护士实施。

## 3. 效果评价

治疗前后根据胃肠道症状评定量表（GSRS，表 3-7-1）中的腹胀及便秘评分标准，治疗前患者得分 13 分，在进行穴位贴敷和中药热奄包后当日腹胀得到缓解，7 日后评分为 8 分，14 日后评分为 2 分。

表 3-7-1 胃肠道症状评定量表（GSRS）

| 过去一周是否有以下症状 | | 评分 | | | | | | |
|---|---|---|---|---|---|---|---|---|
| | | 完全没有 | 稍微有 | 少量有 | 中等程度 | 较明显不适 | 比较严重 | 特别严重 |
| 1 | 上腹痛 | 1 | 2 | 3 | 4 | 5 | 6 | 7 |
| 2 | 胸部不适 | 1 | 2 | 3 | 4 | 5 | 6 | 7 |
| 3 | 反酸 | 1 | 2 | 3 | 4 | 5 | 6 | 7 |
| 4 | 饥饿痛 | 1 | 2 | 3 | 4 | 5 | 6 | 7 |
| 5 | 恶心 | 1 | 2 | 3 | 4 | 5 | 6 | 7 |
| 6 | 肠鸣音 | 1 | 2 | 3 | 4 | 5 | 6 | 7 |
| 7 | 腹胀 | 1 | 2 | 3 | 4 | 5 | 6 | 7 |
| 8 | 咽喉部不适 | 1 | 2 | 3 | 4 | 5 | 6 | 7 |
| 9 | 口气 | 1 | 2 | 3 | 4 | 5 | 6 | 7 |
| 10 | 小便异味 | 1 | 2 | 3 | 4 | 5 | 6 | 7 |
| 11 | 便秘 | 1 | 2 | 3 | 4 | 5 | 6 | 7 |
| 12 | 腹泻 | 1 | 2 | 3 | 4 | 5 | 6 | 7 |
| 13 | 大便稀 | 1 | 2 | 3 | 4 | 5 | 6 | 7 |
| 14 | 大便干结 | 1 | 2 | 3 | 4 | 5 | 6 | 7 |
| 15 | 有便意需立即排便 | 1 | 2 | 3 | 4 | 5 | 6 | 7 |
| 16 | 里急后重 | 1 | 2 | 3 | 4 | 5 | 6 | 7 |
| 合计 | | | | | | | | |

## 4. 讨论

慢性胃炎的发病因素复杂多样，以脾胃亏虚为本，气滞、血瘀和湿热为标，病机总属脾胃功能失调，中焦气机阻滞。结合中医学的整体观念及经络学说，脾主运化，胃主受纳腐熟水谷，肝对脾胃有疏泄条达作用，由此可见其发病机制或因脾胃虚弱，功能失调，中焦气机阻滞，或肝气不舒，气机郁滞，气滞则血瘀，或感邪伤食，积滞蕴湿，化湿为热。

穴位贴敷是将药物贴敷于穴位，采用的是药物经皮吸收与穴位刺激相结合的方法通过皮肤的渗透作用进入血液循环抵达脏腑经气，从而发挥药物归经的疗效，将药物外敷于神阙穴，脐部皮肤较薄，腹部动脉分支及脐下静脉网均较为丰富，有助于药物吸收，而且药物经吸收后无须经过肝肠循环，能够使首过作用对药物造成的破坏得到显著减轻，可使药物利用率获得提高，并可为临床用药效果提供保障。

大黄、芒硝、枳实、厚朴合用具有补益气血、润肠通便的作用。吴茱萸性热，味苦辛，具有散寒止痛、降逆止呕之功效，主要治疗脘腹胀满、肝胃虚寒等病证，现代药理研究表明：吴茱萸中的主要有效成分是生物碱，其对胃黏膜具有保护作用，对乙酰胆碱受体具有拮抗作用，可松弛胃肠道平滑肌，改善腹胀症状。

中药热奄包是热熨疗法的一种。中药热奄包中药物成分包括粗盐、苏子、莱菔子、白芥子、王不留行籽成分，其中粗盐中含有钾、镁、钙等成分，可加快皮肤新陈代谢；苏子可和胃、行气、解毒、理气、驱寒；莱菔子能够除胀消食、止痛祛瘀、理气降气；白芥子止痛通络、散寒温中；王不留行籽有活血通经、抗炎、镇痛作用，诸药联用可使药性与粗盐中钠离子共同渗入皮肤，可加快肠蠕动并促进排便。从而促进肠道蠕动，加速血液循环，改善腹胀。

将温通经络、补益气血的药物贴敷于神阙穴，同时中药热奄包热敷中脘、神阙、气海、天枢诸穴，利用粗盐的热力及药物的药力及其对穴位、经络脏腑的调节作用，有温经通脉、运行脏腑气血的功效。另外，热奄包本身的热量可促进局部血管扩张，加强人体对药物的吸收，可使阳气上行、调畅气机、促进排气，达到缓解腹胀的目的。

综上所述，穴位贴敷加中药热奄包治疗慢性胃炎腹胀，效果确切，值得推广。

# 八、拔罐联合艾灸治疗慢性胃炎护理

慢性胃炎是由多种原因引起的胃黏膜的慢性炎性反应，中医属于胃脘痛、呃逆、吐酸、纳呆等范畴，具有发病率高、易复发的特点。患者以胃痛及胃胀为主要临床表现，疾病发展缓慢，反复发作，影响正常生活。拔罐疗法，古称角法，是以罐为工具，利用燃烧、抽吸等方法造成罐内负压，使之吸着于施术部位，通过负压、温热等作用治疗疾病的方法。艾灸是中医常见的外治法，借助灸火的热力，配合艾柱的药力，作用于特定穴位，经过经络传导，起到温经通络的效果，促进气血通行。多项研究表明，拔罐治疗慢性胃炎取得较好疗效，与艾灸、针刺、推拿等中医特色疗法联合时效果更佳。本文报道一例慢性浅表性胃炎患者采用闪罐、走罐、留罐联合温灸治疗效果。

## 1. 病例介绍

患者，男，59岁，15年前无明显诱因出现胃脘部绞痛，每2~3年发作1次，每遇受凉、极度饥饿、情绪激动时加重，进食或热敷后缓解。1周前患者因受凉、情绪激动、胃脘痛症状加重，1周内胃脘部出现绞痛、胀痛3次，伴汗出。进食后有胃胀，舌暗淡，舌苔白厚，脉弦滑，以"胃痛（胃络瘀阻）"入院。7月10日凌晨一点患者突发胃痛，疼痛发作时疼痛数字评分法为8分，遵医嘱予以患者盐酸消旋山莨菪碱注射液肌内注射，并配合以拔罐联合艾灸治疗。

## 2. 治疗方法

（1）温灸器疗法

肌内注射盐酸消旋山莨菪碱注射液后患者疼痛缓解，40分钟后患者胃痛疼痛数字评分法为 5 分，遵医嘱予以患者拔罐联合艾灸治疗。首先予以患者艾灸治疗。①用物准备：治疗盘、艾柱、打火机、酒精灯、镊子、艾灸盒、绑带、计时器等。②取穴：双侧足三里：在外膝眼直下 3 寸，距胫骨前嵴一横指取穴。双侧涌泉穴：位于足底，在足掌的前 1/3，弯曲脚趾时，第 2、3 趾趾缝的凹陷处。③方法：患者取仰卧位，裸露艾灸部位，选用艾柱规格为单支 18mm×27mm。点燃酒精灯，镊子夹住艾柱，在酒精灯上将艾条的一端点燃，将艾柱插入艾灸盒中，将灸盒对准应灸的穴位处，用绑带固定。使患者局部感到温热但无灼痛感。计时 20 分钟后予以患者取下灸盒。

（2）拔罐疗法

在艾灸的同时进行拔罐治疗。① 用物准备：治疗车、4 号玻璃罐 8 个、刮痧油、小方纱、95% 乙醇棉球、止血钳、打火机、酒精灯、计时器、灭火罐等。②取穴：督脉以及督脉旁开 1.5 寸的背腧穴：肝腧、胆腧、脾腧、胃腧、三焦腧、肾腧。③方法：患者取俯卧位，裸露拔罐部位，小方纱清洁拔罐部位，第一步：闪罐。将 95% 乙醇棉球挤干，以不滴乙醇为宜，用止血钳夹紧棉球后点燃，在 4 号玻璃火罐里环绕 1 圈，迅速将罐扣在选取的背腧穴上，右侧从肝腧穴开始，从上向下至肾腧；左侧从肾腧穴开始，自下往上至肝腧；环形闪罐 3 圈。第二步：走罐。在拔罐部位全部均匀涂上少量刮痧油，将 95% 乙醇棉球挤干，以不滴乙醇为宜，用止血钳夹紧棉球后点燃，在 4 号玻璃火罐内环绕 1 圈，迅速将罐扣在平第 2 腰椎的督脉上，由此沿着督脉往上推至平第 9 胸椎，向左平移 1.5 寸至肝腧穴位置上，然后沿着膀胱经向下推至肾腧穴，再向右平推至督脉，沿着督脉向上推至平第 9 胸椎，然后将火罐向右平推 1.5 寸至右侧肝腧穴，由此沿着膀胱经向下推至肾腧穴，再转向 2 腰椎旁 1.5 寸处。沿督脉及膀胱经走向 S 形走罐 3 个循环，先督脉，后膀胱经，督脉自下而上，膀胱经自上而下。动作宜缓慢、柔和，以患者感舒适为度。擦去红花油。第三步：留罐。将 95% 乙醇棉球挤干，不滴乙醇为宜，用止血钳夹紧棉球后点燃，在 4 号玻璃火罐里环绕 1 圈，迅速将罐扣在相应的腧穴上。双侧背腧穴依次予以留罐各 4 个。计时器计时 8 分钟后取罐。

### 3. 疗效总结

治疗完毕后，患者自感疼痛症状明显减轻，疼痛数字评分法为 2 分，患者可自行入睡。根据盐酸消旋山莨菪碱注射液的说明书提示其半衰期在 40 分钟，可说明患者疼痛的缓解与之前使用的药物无相关性，拔罐联合艾灸疗效确切。之后隔 3 日进行一次。第二次治疗后患者未诉疼痛，患者住院期间未见胃痛发作，7 月 15 日予以出院，出院时腹胀症状较前明显改善，未诉胃部疼痛。

### 4. 小结

本病例的证型是胃络瘀阻，治以活血化瘀、行气止痛。予以患者拔罐联合艾灸治疗，是利用拔罐的通经活络、行气活血、消肿止痛、祛风散寒等作用，以及艾灸的温经散寒、活血行气作用，并配合以穴位的非药物疗法，从而达到治疗目的。

　　五脏六腑的腧穴都位于膀胱经上，脏腑发生病变时，常在腧穴上反应。因此，某一脏腑有病，可以用其所属之腧穴治疗，这就是《难经》所说"阴病引阳，阳病引阴"的意义。拔罐疗法能够通过机械、温热、解毒、生物及心理作用产生整体的效应调节，不仅具有抵抗外邪、活血化瘀、疏通经络、调整气血、平衡阴阳、反映病候、协助诊断等作用，还可以通过体液和红细胞免疫以调整免疫功能，增强自身抵抗力。所以在督脉和膀胱经上走罐治疗会起到很好地调理消化系统功能的疗效。

　　艾灸，即用艾叶制成的艾绒或艾条灸烤于人体特定的腧穴部位来防治疾病的方法。艾灸以脏腑经络腧穴理论为基础，通过影响局部组织生物组织温度场和能量的动态变化，激发热敏态腧穴的红外线光谱变化而产生"共振"，治疗疾病。足三里属于足阳明胃经，为足阳明脉气所入，合（土）穴，胃的下合穴，"合治内腑"，是肚腹疾患的常用穴，调理脾胃，宽肠消滞，清热化湿，降逆利气，善治脘腹疾病，对胃功能有显著的调整作用。现代众多研究也表明，足三里穴能影响胃运动，调节胃功能。足三里历来被推崇为健脾和胃，补虚培元之要穴。艾灸涌泉可下潜虚火，引元阳归宅。

　　慢性胃炎患者的主要临床症状以胃痛、胃胀、食欲不振、呕吐等消化道症状为突出表现，西医上治疗效果不理想，根据中医辨证及补泻原则，艾灸联合拔罐可激活人体穴位内的氢键，通过神经体液系统调节人体细胞所需的能量，具有温经通络、平衡阴阳及调和气血的作用，从而发挥健脾益胃、调和营卫、温中补虚的功效；通过体液和红细胞免疫以调整免疫功能，增强自身抵抗力。从而达到改善胃脘痛患者症状及提高临床疗效的目的。

# 九、砭石熨摩中药透入法联合引导性音乐想象治疗胃肠身心疾病患者的护理

慢性胃炎（CG）是消化系统常见疾病，我国 CG 患病率在消化系统疾病中居于首位，基于内镜诊断的 CG 患病率接近 90%。西医学研究认为，慢性胃炎既是一种生理疾病，又是一种心身疾病。中国慢性胃炎患者中 50% 左右伴有心理障碍，焦虑、抑郁情绪的发生率为 38%，慢性胃炎和焦虑、抑郁状态两者能相互影响，导致症状的加重及病情的恶化。近年来，中医适宜技术在改善慢性胃炎患者的身心症候方面发挥了重要的作用。其中，砭石熨摩中药透入法是砭石、按摩、热熨、中药贴敷的有机结合，顺时针按摩腹部，能够刺激足阳明胃经及手阳明大肠经的元气，达到调节气血、疏通经络的作用；引导性音乐想象技术是指在播放音乐的同时，患者跟随想象词引导进行想象，想象的内容通常是美好的大自然情景和良好的自我体验，可以减轻或消除焦虑、紧张或抑郁，建立和强化安全感、放松感和良好的自我体验。本院脾胃科尝试将二者联合使用，可以达到身心同治的效果。故本文将砭石熨摩中药透入法联合引导性音乐想象治疗 1 例胃肠身心疾病患者的护理体会进行总结。

## 1. 临床资料

患者，女，60 岁，主因间断上腹胀闷不舒 1 月余，以"胃痞病（慢性胃炎）"于 8 月 8 日收入脾胃病科。患者 1 月来间断上腹胀闷不舒，情绪波动时加重，食欲不振，纳差，食后腹胀、嗳气，晨起口酸，平素情志抑郁，悲伤欲哭，急躁易怒，二便

调，眠差，需服用酒石酸唑吡坦辅助睡眠。舌诊见舌红，舌体中间可见裂纹，苔黄腻。中医诊断：胃痞病，辨证分型为脾胃湿热证；西医诊断：慢性胃炎。既往史：患者既往有甲状腺结节术后，高胆固醇血症病史，白细胞减少病史，否认食物及药物过敏史。专科查体：消化胃镜提示慢性萎缩性胃炎，幽门螺杆菌检测阴性，腹部彩超提示未见明显异常。治疗方案：①中医治疗：以清热化湿、运脾和胃为法，中成药以枳术宽中胶囊宽中和胃；给予非药物疗法耳穴压丸、基本手法推拿治疗、刮痧治疗、中药膏摩联合引导性音乐想象运脾和胃；②西医治疗：给予口服氟哌噻吨美利曲辛片 10.5mg 抗焦虑。经过 3 天砭石熨摩中药透入法联合引导性音乐想象干预后，患者自诉上腹胀闷不舒、嗳气症状较前缓解、食欲较前好转，睡眠较前好转，情绪比较平稳；7 天治疗后，患者自诉偶有轻微上腹胀闷不舒、嗳气消失、纳可，眠可，偶尔服用酒石酸唑吡坦片，情绪平稳，善与人交谈。

## 2. 护理

（1）中医特色护理

1）砭石熨摩中药透入法

① 操作步骤

a. 砭石太极球充电预热至 60℃ 左右，以患者感觉温热、舒适为宜；患者平卧位，暴露操作部位，用纸巾阻隔衣物，防止弄脏衣物。

b. 将中药膏均匀涂抹于已预热的砭石太极球上，将中药膏均匀涂于脐周，上至上脘穴，下至气海穴，左右至覆盖天枢穴。

c. 按顺时针按摩神阙、中脘、建里、天枢、关元、气海等穴，每穴着力推摩，同时关注患者感受。

d. 按摩 15 分钟后用保温膜贴于操作部位，使中药膏的作用继续通过皮肤透入，20 分钟后将保温膜揭开，用纸巾将中药膏擦净，询问患者自身感受及腹胀症状改善情况。

② 操作手法（两顺四法）

a. 温法：从低温开始逐步升温，温熨神阙，调动气血。

b. 推法（用于穴位之间）：用砭具从神阙→右侧天枢→中脘→左侧天枢→神阙。

c. 按法（用于穴位本身）：垂直向下用力点按神阙、中脘、天枢等。

d. 摩法（用于穴位本身）：用砭具在腹部做顺时针按揉，可扩大按揉面积。

③ 注意事项

a. 砭石太极球使用前需预热，预热温度不宜超过 60℃。

b. 操作过程中，询问患者的反应，及时调整力度及热度，防止损伤皮肤。

c. 妇女经期，过饥过饱，皮肤有感染、瘢痕或出血倾向的患者禁止按摩。

d. 使用药膏后如出现皮肤发红、瘙痒等，应立即停止按摩并处理。

2）引导性音乐想象

在进行砭石熨摩中药透入法的同时给予患者有声音乐导引，音乐播放分别于巳时( 9：00~11：00 )与午时( 11：00~13：00 )进行。音量以患者自我感觉舒适为度。每次听音乐 15~30 分钟。治疗时引导患者深呼吸，并闭目想象，肢体放松、呼吸放松，继而达到全身心放松。

操作方法：向患者解释引导性音乐想象的方法和目的，使其接受配合，并根据患者喜好选择曲子。每日2次，7天1个疗程，共2个疗程。

（2）常规护理

1）生活起居护理

患者眠差，保持病室安静，温湿度适宜，按时熄灯，为患者营造一个良好的入睡环境；嘱患者睡前不喝浓茶、咖啡，可饮适量热牛奶或用温水泡脚，以促进睡眠；指导患者注意保暖，避免腹部受凉，依照气候转变及时增减衣物。

2）饮食护理

告知患者饮食时细嚼慢咽，保证定时定量，在睡前不能饮食，两餐之间不要吃其他零食。菜品烹饪可以选择焖、蒸、烩、煮、炖等多种方法，禁止使用过酸、过冷、过甜、过热、过咸、粗糙、咖啡、辛辣、浓茶类食物。

辨证施食：脾胃湿热焦虑抑郁者宜进食清热除湿、清肝理气的食物，如百合、马齿苋、赤小豆、芹菜等。

3）情志调理

护理人员耐心倾听患者内心困惑，并对其进行讲解，采取健康宣教等方式，提高患者对慢性胃炎的认识。用陪伴疗法缓解患者的不安，认识到不良情绪对病情的危害。

给予患者音乐导引治疗，收听节奏舒缓的音乐，进行放松训练，疏导患者不良情绪。

### 3. 效果评价标准

（1）胃肠疾病症状

根据《胃肠疾病症候评分表》中相关标准评价患者腹胀缓

解情况，按照胃脘胀闷、纳呆、反酸等症状，按照严重程度积分。胃肠疾病症候评分越高，表示患者胃肠症状越严重。

疗效评分 =（治疗前症候积分 – 治疗后症候积分）/ 治疗前症候积分 ×100%

临床痊愈：症候疾病消失，积分减少达到 ≥ 95%；

显效：症候有效率与治疗前相比，积分减少 > 75%；

有效：症候有效率与治疗前相比，积分减少 ≥ 50%；

无效：症候有效率与治疗前相比，积分减少 < 50%。

于干预前、干预 3 天、干预 7 天后分别进行评价。

（2）抑郁情绪

采用《综合医院抑郁量表（SDS）》评估患者抑郁状况，自评量表共有 20 项内容，采用 1~4 分进行打分，1 分代表没有或很少时间，2 分代表小部分时间，3 分代表相当多时间，4 分代表绝大部分或者是全部时间。每项内容均与抑郁状态有关。SDS 评分 < 52 分为正常，SDS 评分 53~62 分为轻度抑郁，SDS 评分 63~72 分为中度抑郁，SDS 评分 ≥ 72 分为重度抑郁。

于干预前、干预 3 天、干预 7 天后分别进行评价。

（3）睡眠情况

采用《匹兹堡睡眠质量指数量表》共 7 项内容，包括睡眠障碍、睡眠质量、睡眠时间、催眠药物、入睡时间、睡眠效率及日间功能，满分 21 分，评分越高表示睡眠质量越差。

于干预前、干预 3 天、干预 7 天后分别进行评价。

## 4. 结果

（1）胃肠疾病症状

与干预前相比，干预 3 天后患者症状评分降低，疗效评分为 34.62%；干预 7 天后患者症候评分显著降低，疗效评分为 84.62%，积分减少＞75%，说明患者胃肠疾病症状缓解，干预措施显效。

（2）抑郁情绪

与干预前相比，干预 3 天后患者的 SDS 评分降低；干预 7 天后患者 SDS 评分进一步下降，说明患者抑郁情绪改善。

（3）睡眠情况

对比干预前，干预 3 天后患者睡眠质量评分稍有下降；干预 7 天后患者睡眠质量评分明显下降，说明干预措施可有效提升患者睡眠质量。具体得分见表 3-9-1。

表 3-9-1　干预前后评分比较（分）

|  | 症候评分 | SDS 评分 | 睡眠质量评分 |
|---|---|---|---|
| 干预前 | 26 | 61 | 19 |
| 干预 3 天后 | 17 | 53 | 15 |
| 干预 7 天后 | 4 | 34 | 8 |

## 5. 讨论

现代心身医学研究表明，慢性胃炎患者存在不同程度的心理健康问题，如情绪不稳定或性格内向并伴有因社会生活等压力所引起的抑郁、焦虑等不良精神心理状态，生活中的一些应激事件可能是促使慢性胃炎发病的重要原因，通常采取中医心理护理方法结合中医适宜技术能明显改善患者精神和胃肠不适两方面症状，达到身心同治的效果。

通过砭石重点熨摩神阙、上脘、中脘、下脘、天枢等穴位，疏通经络，调理气血；神阙是人体的一大养生穴，是任脉的重要穴位；上脘为任脉的腧穴；中脘为胃经募穴；下脘、天枢为大肠募穴；这五穴都位于腹部，能调节胃肠功能，使三焦气化功能恢复正常。针对慢性胃炎 / 脾胃湿热证患者，治疗时采用健脾行气中药膏剂：健脾行气方治疗，处方药包含白术、白芷等 7 味中药。药方打粉提取配凡士林制成膏剂，通过熨摩的热度透皮达到治疗效果。白术益气健脾、燥湿利水，白芷有祛风燥湿、消肿止痛之功效，全方与症状相合，病机相投。

中医心理疗法是在中医心身理论的指导下，历代医家医疗实践的结晶，有着较为系统的理论方法和显著的治疗效果。移情易性法是中医心理治疗的一种方法，即运用各种方法来转移患者的精神意念活动，以调整气机紊乱等病理状态，从而起到治疗作用的方法。案例中《参观苹果园》引导性音乐，运用了中医心理疗法中的移情易性法，场景中又大又圆的苹果等真实构造使患者的情绪逐渐平静，肌肉得到放松，进而调动患者的思维，使自身置身于虚拟的场景中转移注意力，紧张、焦虑的情绪得到改善。具体变化见表 3-9-2。

表 3-9-2 《参观苹果园》干预后想象画面对比

| SDS 量表主要症状 | 干预第 1 天 | 干预第七天 |
| --- | --- | --- |
| 我觉得闷闷不乐，情绪低沉；我觉得想哭；我吃的比平常少；我发觉我的体重在下降；我比平常容易生气，激动 | 患者没有看到大大的苹果，看到了没有人群的小路和凳子，看到了黄色的树叶和草地。患者所看到的是一片凋零的画面 | 患者看到了红色的苹果，绿色的树叶，绿油油的草地切开苹果时看到了闪闪的五角星。患者所看到的是一片丰收的画面 |

本案例通过引导性音乐想象技术转移患者的不良情绪，同时运用砭石熨摩中药透入法对患者胃肠症状进行干预，在减轻

全身及腹部肌肉紧张程度的基础上，改善患者焦虑、抑郁症状，利于提高患者的接受度，帮助砭石熨摩中药透入技术的实施，二者联合，相得益彰，起到对患者身心同治的效果，从而提高护理患者症状的质量。此方法简便易行，安全性及满意度较高，值得临床推广。

# 视频二维码

砭石熨摩中药透入法

穴位贴敷技术

艾灸法

皮内针技术

拔罐技术

耳穴综合操作技术